福建民国时期中医学校教材丛刊

——福州中医学社卷·第二册

总主编　李灿东　苏友新
执行主编　陈　苹　王尊旺　陈建群

全国百佳图书出版单位
中国中医药出版社
·北　京·

本册目录

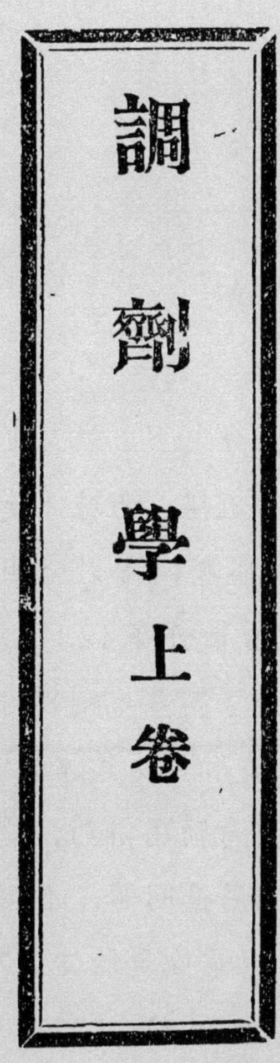
調劑學上卷

《调剂学》引言

《调剂学》为福州中医学社教材之一，陈登铠编，分上下二卷，书前有绪言一篇。本书阐述了中药的一些基本概念，如五味配合五脏、五味入走、五味之性等，以及药物君臣奇偶的配伍方法、五味五色配脏腑阴阳以合四时五行治疗疾病的基本原则。又将药物分寒热温清补泻通涩收散升降12门，列举了五百余种药物的性味主治、炮制和分量轻重。详细介绍了某些炮制较为复杂的药物的炮制方法，如分别论述了附子“熟附、炮附、淡附”的具体炮制方法。组方用药时陈登铠强调“取药调剂，贵在切当。不必好奇而用僻药，处方务求挈领，不可多味繁杂而缓其切”，而且要特别注意药物用量问题，不能拘泥古方药量开药，也不能依据时医的医案随意增减。书后附录徐灵胎的调剂五论：《方剂离合论》《古方加减论》《方剂古今论》《古今方剂大小论》《煎药法论》。

福州中醫學社調劑學緒言

李東垣有言和劑局方之爲書也、集前人已效之方、應今人無限之病、何異刻舟求劍、按圖索驥、其偶中難矣、蓋人身氣血體段藏府形志及老少强弱肌膚厚薄、貴賤勞逸不均、與天時地勢各異、焉能泥以成方通治諸疾、唯傷寒金匱二書、論診立法、謹謹諄諄、毫厘不苟、足以爲萬世之規矩準繩也、善讀者自例類推、可謂無窮之用也、古人七方十劑者、言法不言方、用溫達溫、用熱達熱、用凉達凉、用寒達寒、無火氣宜熱、因寒用寒、因熱用熱、通因通用、塞因塞用、耑綮其原、用藥以氣味形色性、配合藏府陰陽、或炙或煨或泡或漬、以制其性、而助其功、用草、用木、用石、用金、有毒無毒、取氣取質、熱爲主病、熟爲引經、貴知其義、如分兩錢數、因物質之輕重、氣味之厚薄、爲君臣佐使、實切病情、故一劑知、二劑已、醫者能精究藥物、洞悉病理、圓機活法、依方加減、或調劑處方、則病者無不濟矣、

調劑學講義全卷目錄

上卷

下卷

調劑學講義上卷

穀氣五味配合五臟

黃帝曰願聞穀氣有五味其入五臟分別奈何伯高曰胃者五臟六腑之海也水穀皆入於胃五臟六腑皆禀氣於胃五味各走其所喜穀味酸先走肝穀味苦先走心穀味甘先走脾穀味辛先走肺穀味鹹先走腎穀氣精液已行營衛大通乃化糟粕以次傳下黃帝曰營衛之行奈何伯高曰穀始入於胃其精微者先出於胃之兩焦上中兩焦以溉五臟別出兩行營衛之道既溉、臟分營營兩道而行其大氣之摶而不行者積於胸中命曰氣海穀氣在胃則胸中之氣甚於臟腑足以奉上從下以達遍身出於肺循喉咽故呼則出吸則入天氣之精氣其數常出三入一故穀不半日則氣衰一日則氣少矣黃帝曰穀之五味可得聞乎伯高曰請盡言之五穀秔音庚米甘麻酸大豆鹹麥苦黃黍辛五果棗甘李酸栗鹹杏苦桃辛五畜牛甘犬酸猪鹹羊苦雞辛五菜葵甘韭酸藿鹹薤苦蔥辛五色黃色宜甘青色宜酸黑色宜鹹赤色宜苦白色宜辛凡此五者各有所宜五宜所言五色者脾病宜秔米飯牛肉棗葵以其味甘先走脾土乃稼穡作甘也心病者宜食麥羊肉杏薤以其味苦先走心也火炎焦與苦同氣腎病者宜食大豆黃卷猪肉栗藿以其味鹹先走腎鹹乃潤下也肝病者宜食麻犬肉李韭以其味酸先走肝木乃曲直作酸也肝縱以酸斂之肺病者宜食黃黍雞肉桃蔥以其味辛先走肺辛之氣散肺主氣可使之暢達也五禁肝病禁辛辛屬於肺屬金以防尅木也餘倣此心病禁鹹脾病禁酸腎病禁甘肺病禁苦肝色青宜食甘肝性喜急故食甘而緩之秔米飯牛肉棗葵皆甘心色赤宜食酸心性喜緩故食酸而收之犬肉麻李韭皆酸脾色黃宜食鹹脾性喜濕腎為關胃脾與腎故合假鹹之柔軟而利其關關利而胃氣乃行脾氣乃化大豆豕肉粟藿皆鹹肺色白宜食苦肺喜氣逆故食苦而宣之麥羊肉杏薤皆苦腎色黑宜食辛腎性喜燥故食辛而潤之黃黍雞肉桃葱皆辛究斯宜食乃調利機關之義也酸入肝辛入肺苦入心甘入脾鹹入腎淡入胃是謂五味酸走筋辛走氣苦走血鹹走骨甘走肉是謂五走也

五裁　禁也

病在筋無食酸病在氣無食辛病在胃無鹹病在血無食苦病在肉無食甘口嗜而欲食之不可多矣必自裁也命曰五裁

五味之性

辛味散而潤酸味收而歛甘味緩苦味堅而燥亦能泄鹹味究氣味辛甘發散爲陽酸苦湧泄爲陰毒藥攻邪五穀爲養五果爲助五畜爲益五菜爲充氣味合而服之以補精益氣此五者有辛酸甘苦鹹各有所利或散或收或緩或急或堅或耎四時五臟病隨五味所宜也

陰陽應象大論曰陽爲氣陰爲味味歸形形歸氣氣歸精精歸化精食氣形食味故曰形不足者溫之以氣精不足者補之以味

孫思邈云精以食氣氣養精以榮色形以食味味養形以生力精順五氣以爲靈也若食氣相惡則傷精也形受味以成也若食味不調則損形也是以聖人先用食禁以存性後製藥以防命氣味溫補以存精

形此之謂氣味合而服之以補益氣也

五味論

黃帝問於少俞曰五味入於口也各有所走各有所病酸走筋多食之令人癃鹹走血多食之令人渴辛走氣多食之令人洞心苦走骨多食之令人變嘔甘走肉多食之令人悅心余知其然也不知其何由願聞其故少俞答曰酸入於胃其氣澀以收上之兩焦弗能入也不出卽留於胃中胃中和溫則下注膀胱膀胱之胞薄以懦得酸則縮綣約而不通水道不行故癃陰者積筋之所終也故酸入而走筋矣黃帝曰鹹走血多食之令人渴何也少俞曰鹹入於胃其氣上走中焦注於脈則血氣走之血與鹹相得則凝凝則胃中汁注之注之則胃中竭竭則咽路焦故舌本乾而善渴血脈者中焦之道也故鹹入而走血矣黃帝曰辛走氣多食之令人洞心何也少俞曰辛入於胃其氣走上焦上焦者受氣而營諸陽者也薑韭之氣薰之營衛之氣不時受之久留心下故洞心辛與氣俱行故辛入而與汗俱出黃帝曰苦走骨多食之令人變嘔何也少俞曰苦入於胃五穀之氣皆不能勝苦苦入下脘三焦之道皆閉而不通故變嘔齒者骨之所終也故苦入而走骨故入而復出知其走骨也黃帝曰甘走肉多食之令人悅心何也少俞曰甘入於胃其氣弱小不能上至於上焦而與穀留於胃中者令人柔潤者也胃柔則緩緩則蟲動蟲動則令人悅心其氣外通於肉故甘走肉

△五味太過

陰之所生（臟爲陰五神所存本賴五味配合以生之）本在五味陰之五宮傷在五味（五宮爲五神之舍五臟之生本資於五味五味宣化各湊於本宮太過則損調勻則益）是故味過於酸肝氣以津脾氣乃絕（酸生津津液溢則肝葉舉肝葉舉則脾經之氣絕兩不行木剋土也）味過於鹹大骨氣勞短肌心氣抑（鹹歸腎故大骨氣勞多食令人肌膚縮短鹹走血又令心氣抑鬱）味過於甘心氣喘滿色黑腎氣不衡（甘性緩故令喘滿而腎不平衡平也）味過於苦脾氣不濡胃氣乃厚（苦性堅燥又養脾胃脾惡濕而苦燥濕也故脾氣不濡胃氣強厚）味過於辛筋脈沮弛精神乃央（沮潤也弛緩也央久也辛性潤澤散養於筋筋緩脈潤精神自能長久辛味補肝肝欲散急食辛以散之以辛補之也）是故謹和五味骨正筋柔氣血以流湊理以密如是則氣骨以精謹道如法長有天命

△六節臟象論

岐伯曰草生五色五色之變不可勝視草生五味五味之美不可勝極（物生之衆稟化各殊目視口味無能盡之）嗜欲不同各有所通（物性色味之衆雖不能盡然人之嗜欲所好之味各因其藏之所偏故嗜欲不同各有所通）天食人以五氣地食人以五味）天以五氣食人者臊氣湊肝焦氣湊心香氣湊脾腥氣湊肺腐氣湊腎也地以五味食人者五味各有所歸也清陽化氣上天濁陰成味而下爲地）

五氣入鼻藏於心肺上使五色脩明音聲能彰　心榮面色肺主音聲氣存於心肺上使五色脩潔分明音聲彰著）五味入口藏於腸胃味有所存以養五氣氣和而生津液相成神乃自生（氣爲水母故味存於腸胃內養五藏之氣五味和化津液方生津液與氣相副化成神氣乃能生而宣化也五藏有五神五神有肝藏存魂心藏神脾存意肺藏魄腎藏志也）五藏生成篇云心之合脈也其榮色也其主腎也（火畏於水也）肺之合反也其榮毛也其主心也（金畏於火也）肝之合筋也其榮爪也其主肺也（木畏於金也）脾之合肉也其榮唇也（水畏於木也）是故多食鹹則脈凝泣而變色多食苦則皮槁而毛拔多食辛則筋急而爪枯多食酸則肉胝䐢而唇揭多食甘則骨痛而髮落此五味之所傷也故心欲苦肺欲辛肝欲酸脾欲甘腎欲鹹此五味之所合也苦合火辛合金酸合木甘合土鹹合水也

△移精變氣論

岐伯云中古之治病至而治之湯液十日以去八風五痺之病（八風八方之風也五痺皮肉筋骨脾之痺也）十日不已治以草蘇草荄之枝本末爲助標本已得邪氣乃服（草荄根也草蘇藥煎也　暮世之治病也則不然治不本四時不知日月不審逆從病形巳成乃欲微鍼治其外湯液治其內粗工兇兇以爲可攻故病未已新病復起（湯液草木合煎爲清液也醪醴酒類近於藥膏也）必以稻米炊之稻薪稻米者完（取其動堅則氣迅疾）此得天地之和高下之宜故能至完伐取得時（至冬取稻凝結有力而

調劑學　四一

稻薪經秋氣動功故堅）故能至堅也自古聖人之作湯液醪醴者以為備耳（上古聖人懸念生靈未病先防陳其法制以備不虞夫上工作湯液故為而弗服也（聖人治未病故但為備用而不必服也）中古之世道德稍衰邪氣時至服之萬全（雖道德稍衰弱猶近道其臟腑尚未甚傷病猶可治故服之萬全）當今之世必齊毒藥攻其中（如服不知所謂之毒藥）鑱石鍼艾治其外也（好聽庸俗之言用針用艾）

肝在天為風在地為木木生酸（曲直作酸）酸生肝（生長於肝）風傷筋（過傷則筋傷）燥勝風（燥勝金能制木）酸傷筋（過節也）辛勝酸（辛金味故勝木）

心在天為熱在地為火火生苦（炎上作苦）苦生心（生長於心）熱傷氣（熱勝則喘息急）寒勝熱（寒為水氣故勝火熱）苦傷氣（以火生也）鹹勝苦（鹹水氣能制火

脾在天為濕在地為土土生甘（稼穡作甘）甘生脾（生長於脾）濕傷肉風勝濕（脾主肉濕勝則肉傷風為木氣故勝土濕）甘傷肉（太過也）酸勝甘（酸為木味故能制甘）

肺在天為燥在地為金金生辛（從苦作辛）辛生肺（生長於肺）熱傷皮毛（熱耗滯液傷則皮焦毛落）寒生熱（陰制陽也）辛傷皮毛（過於招損）苦勝辛（苦火味能制金）

腎在天為寒在地為水水生鹹（潤下作鹹）鹹生腎（生長於腎）寒傷血（寒則白凝）燥勝寒（燥從熱

生故勝寒也）鹹傷血（食鹹血熱口喝）甘勝鹹（甘土味能制水）

五味所禁

辛走氣氣病無多食辛（氣病力少不自勝也）鹹走血血病無多食鹹苦走骨骨病無多食苦（鹹先走腎腎合三焦脉雖心肝而爲中焦是鹹入而走也苦先走心其走骨者水火相濟骨氣通於心也）甘走肉肉病無多食甘酸走筋筋病無多食酸是謂五禁無令多食

制宜

治有緩急方有大小氣有高下病有遠近證有中外治有輕重適其至所爲故也（藏君之位有高下府氣有遠近病症有表裏藥用有輕重調其多少和其緊慢令藥氣其至病所故勿太過與不及也）

君臣奇偶

大要曰君一臣二奇之制也君二臣四偶之制也君二臣三奇之制也君二臣六偶之制也（奇謂古之卑方偶謂古之複方單複一制皆有大小故奇方云君一臣二君二臣一偶方云君二臣四君六也病藥大小氣有遠近治有輕重所宜故云之制也）故曰近者奇之遠者偶之汗者不以奇下者不以偶補上治上制以緩補下治下制以急急則氣味厚緩則氣味薄適其至所比之謂也（汗藥若不以偶方氣不足以外發泄下藥若不以奇制藥毒攻而致過治上補上方迅急則止不住而逼下治下補下方緩慢則

滋道路而方又徵制急方而氣味薄則力緩制緩方而氣味厚則勢與急同故當適其至病所不可參差）病所遠而中道氣味之者食而過之無越其制度也（如腎病其所出遠其藥之氣味中道淩心腎未瘥而心復病或熱藥冷飲所食急過則無碍於地藏上下遠近例同）是故平氣之道近而奇偶制小其服也遠而奇偶制大其服也大則數小小則數多多則九之少則二之（湯丸多少凡如此也遠近謂府藏之位也心肺爲近腎肝爲遠脾胃居中三陽胞隨胆亦有遠近身三分之上爲近下爲遠也或識見高遠權以合宜方奇而分兩偶方偶而分兩奇如是者近而偶制多數服之遠而奇偶制少數服之則肺服九心服七脾服五肝服三腎服二爲常制矣故曰小則數多大則數少）奇之不去則偶之是謂重方偶之不去則反佐以取之所謂寒熱溫凉反從其病也（方與其重也輕與其毒也寧善與其大也寧小是以奇方不去偶方主之偶方不去病在則反一佐以同氣之氣而取之也夫熱與寒背寒與熱違微小之熱爲寒所折微小之冷爲熱所消甚大寒熱則必能與違性者爭雄能與異氣相格聲不同不相應氣不同不相合如是則且憚而不敢攻之則病氣與聲氣抗行而自爲寒熱以開閉固守矣故聖人反其佐以同其氣冷聲氣應合復令寒熱參合使其終異始同燥潤而敗堅剛必折柔脆自消爾）大要曰（素問述上古之書）謹守病機各守其屬有者求之無者求之（求其病源盛者責之虛者責之必先五勝疎其血氣令其調達而致和平此之謂也（五勝謂五行更勝也先以五行寒暑溫涼濕酸鹹甘辛苦勝爲

法也）

陰陽相適

五味陰陽之用者辛甘發散爲陽酸苦湧泄爲陰鹹味湧泄陰淡味滲泄爲陽六者或收或散或緩或急或燥或潤或軟或堅以所利而行之調其氣使其平也（湧吐也利泄也滲泄小便也）有毒無毒所治爲主適大小爲制也（制方但求急死則爲良方非必要言有毒爲是無毒爲非量病之輕重而主治制方大小能適其宜）

治法

君一臣三制之小也君一臣三佐五制之中也君一臣三佐九制之大也寒者熱之熱者寒之微者逆之甚者從之（病之微小者猶水火也火微可折可攻病甚猶龍火也得失反焰遇水而穡當從其性而治故逆爲正治如寒者熱之從爲反治熱因熱用也）堅者削之容者除之勞者溫之結者散之留者攻之燥者濡之急者緩之散者收之損者溫之逸者行之驚者平之上之下之摩之浴之薄之刼之開之發之適事爲故（量病證候適當其事而用之）逆者正治從者反治從少從多觀其事也熱因寒用寒因熱用（如熱藥冷飲寒藥熱飲）塞因塞用（脾虛腹漲下虛上盛雖病見塞亦用補塞）通因通用（火爍內結注泄不止復以寒熱以除其結也）必伏其所主而先其所因其始則同其終則異（完其病之始終有無

變化治之伏其所主病者) 可使破積可使潰堅可使氣和可使必已氣調而得者從內至外者調其內從外之內者治其外(各絕其源)從內之外而盛於外者先調其內而後治其外從外之內而盛於內者先治其外而後調其內(先除其根屬後削其枝條也)中外不相及則治主病(中外不相及自各一病也) 治寒以熱治熱以寒而方士不能廢繩墨而更其道也有病熱者寒之而熱 熱久盛也) 有病寒者熱之而寒二者皆在新病復起 (治之而病不衰反因藥寒熱而隨生寒熱病之新者也亦有止而復發者亦有藥在而除藥去而發亦有全不息者) 諸寒之而熱者取之陰熱之而寒者取之陽所謂求其屬也(益火之源以消陰翳壯火之主以制陽光故曰求其屬也夫病當知臟府之源寒熱溫涼之主勿泥於寒者熱之熱者寒之也) 方之制君臣者主病之謂君佐君之謂臣應臣之謂使非上下三品之謂也調氣之方必別陰陽定其中外各守其鄉內者內治外者外法微者調之其次平之盛者奪之汗者下之寒熱溫涼衰之以屬隨其便攸利 (攸所也病視其內外以治之氣微不和調之其次甚者平之不已奪其氣令衰也寒熱各調其氣或汗之下之求其所屬之藏以治之) 謹道如法萬舉萬全氣血正平長有天命(守道而行舉無不中血氣得保平和精神內守天命自長)

藏氣法時論

岐伯曰五行者金木水火土也更貴更賤以知死生以決成敗而定五藏之氣間甚之時死生之期也肝

主春（以應木也）足厥陰少陽主治（肝與胆故同治）其日甲乙（甲乙爲木東方肝也）肝苦急急食甘以緩之（肝氣有餘故苦急以甘緩之）心主夏（以應火也）手少陰太陽主治（心與小腸合故治同）其日丙丁（丙丁爲火南方干也）心苦緩急食酸以收之（心氣虛故緩以酸收之）脾主長夏（長夏六月也脾主四季夏爲土母土長於中）足太陰陽明主治（脾與胃合故治同）其日戊己（戊己屬土中央干也）脾苦濕急食苦以燥之（苦性甘燥故勝濕）脾主秋（以應金也）手太陰陽明主治（肺與大腸合故治同）其日庚辛（庚辛爲金西方干也）肺苦氣上逆急食苦以泄之（肺氣其餘故氣逆以苦性宣泄之）腎主冬（以應水也）足少陰太陽主治（腎與膀胱合故治同）其日壬癸（壬癸爲水北方干也）腎苦燥急食辛以潤之開腠理致津液通氣也（腎標寒而本燥故以辛潤之腠理開津液達則肺氣下流腎與肺通故云通氣也）病在肝愈於夏（木生火也餘愈同）夏不愈甚於秋（金制木也餘甚同）秋不死持於冬（水生木也餘持同）起於春（自得其位故復起餘起同）禁當風（以風氣通肝故禁勿犯）肝病者愈在丙丁（丙丁應夏）丙丁不愈加於庚辛（庚辛應秋）庚辛不死持於壬癸（壬癸應冬）起於甲乙（應春木也）肝病者平旦慧下晡甚夜半靜（木王之時故爽慧也金玉之時故加甚也水王之時故靜退也餘慧甚同其靜小異）肝欲散急食辛以散之（辛味發散也）用辛補之酸寫之（辛爲散順肝之性故曰補酸性收以治其氣故曰寫）病在必愈在長夏長夏不愈甚於冬冬不死持於春起於夏（如肝例也

禁溫食熱衣（熱則心燥故禁止之）壬癸不死持於甲乙（甲乙應春）起於丙丁（應夏火也）心病者日中慧夜半甚平旦靜（亦休王之義也）心欲軟急食鹹以軟之用鹹補之甘寫之）鹹以軟堅順其性也故能補之甘性緩亦從其性也故謂之寫也）病在脾愈在秋秋不愈甚於春春不死持於夏起於長夏禁溫食飽食濕地濡衣（濕溫及飽並傷脾氣故禁之）脾病者愈在庚辛（應秋氣也）庚辛不愈加於甲乙（應春氣也）甲乙不死持於丙丁（應夏氣也）起於戊己（應長夏也）脾病者日昳慧日出甚下晡靜（土王則爽慧木尅則增甚金扶則靜退亦休王之義也）脾欲緩急食甘以緩之（順其性也）用苦寫之甘補之（苦寫取其堅燥甘補取其安緩）病在肺愈在冬冬不愈甚於夏夏不死持於長夏起於秋（例如肝也）禁寒飲食寒衣（肺惡寒氣故衣食之寒禁也）肺病者愈在壬癸（應冬水也）壬癸不愈加於丙丁（應夏火也）丙丁不死持於戊己（長夏土也）起於庚辛（應秋金也）肺病者下晡慧日中甚夜半靜）金王則慧水王則靜火王則甚）肺欲收急食酸以收之（順其性也）用酸補之辛寫之（酸收故補辛散故寫）病在腎愈在春春不愈甚於長夏夏不死持於秋起於冬（例如肝也）禁犯焠（音悴以火入水也）烪（音哀熱也）炙食溫衣（腎性惡燥故禁之）腎病者夜半慧四季甚下晡靜（水王則慧土王則甚金王則靜）腎欲堅急食苦以堅之（苦性堅燥）用苦補之鹹寫之（苦取其堅故補鹹取軟堅故寫）夫邪之客於身也以勝相加（風寒暑濕飢飽勞逸皆邪也邪勝則正衰（至其所生而愈（如木生火之王

時也）至其所不勝而甚（如金王之時來尅木也）至於所生而持（如水生木之王時也）自得其位而起（如木王之時餘義同）必先定五臟之脉乃可言間甚之時死生之期也五臟之脉謂肝弦心鈎肺浮腎石脾代必先知經然後知病脉知是則可言死生間甚也

以上皆述內經之言辨五味五色以配臟腑陰陽以合四時五行而治百病論寒熱溫清收取潤緩軟堅補瀉定君臣佐使為調劑制方之法也徐之才謂藥有宣通補洩輕重澀滑燥濕為十劑張景岳以補和攻散寒熱固因為八陣均遵內經之大體而傳於世茲取常用藥品五百五十六味分寒熱溫清補瀉通澀收散升降列十二門為調劑處方之用庶乎備矣蓋取藥調劑貴在切當不必好奇而用僻藥處方務求挈領不可多味繁雜而緩其切則病者便無痼疾之苦矣

寒類

白鉛粉甘寒而清善殺虫攻蚘病多涎除心痛時作

黑漏蘆苦鹹寒入胃大腸肺小腸散熱解毒化脊結

黃芩苦寒瀉心火除脾家濕熱

黃連大苦大寒瀉心火鎮肝涼

白頭翁苦寒堅腎涼血入胃與大腸血分

生地黃苦甘大寒入心腎胃大小腸瀉火滋血

淩霄花甘酸寒入心包肝血分除破血除熱
羚羊(尖旁)苦鹹寒瀉肝熱去風清心肺之火
善達菜甘苦凉通心膈利五臟解熱止痢
泡苦參苦寒燥濕除熱入心腎肝胆之經
乾槐角苦寒清肝胆大腸火疎風熱
天花粉甘酸寒潤燥降火行水生津
小綠豆甘寒清熱毒利小便厚胃和脾
白菊花甘微苦寒平肝熱疎風濕
藜蘆辛苦寒湧吐殺虫善通頭頂
紫草茸甘鹹寒入心包肝活血清熱毒
車前子甘寒清肺肝風熱滲膀胱濕熱
昆布苦鹹寒軟堅滌熱消瘰癧除痰積
漂青黛鹹寒瀉肝散五臟鬱火
寒水石辛鹹大寒除時氣盛熱

犀角(尖旁)苦酸鹹寒入心肝胃除熱袪風凉血
大鼈甲鹹寒入肝去骨蒸除溫瘧歛潰癰
石羔甘淡寒瀉胃熱降肺火生津除煩
麥門冬甘微苦寒潤肺養心清胃除煩
綠蘆薈大苦大寒凉肝鎮心清熱除煩
北沙參苦甘寒降火肺潤燥養津
普餌茶苦寒清心火除痰熱破積滯
山豆根苦寒去心肺大腸之風熱
紫背浮萍辛寒去風袪濕利水發汗
青魚胆苦寒泄熱吐痰點目赤喉痺
白頭蚯蚓鹹寒清溫病大熱下行利水
蘇茵陳苦微寒主風濕熱邪氣發汗利水
蘆笋根甘寒和胃清熱
人中黃甘寒瀉熱毒清痰火

活水銀辛寒殺虫瘡隨胞胎

雷丸苦寒入胃大腸消積殺虫

蚌殼粉鹹寒解熱燥濕消積化痰

金星草苦冷解毒消腫耑理外科

慎火草苦酸寒清熱毒火丹蛇咬

雞屎白鹹寒下氣消積去脹

牛黃甘涼清心解熱通竅利痰

熊胆苦寒涼心平肝瀉熱殺虫

白馬溺辛寒殺虫破癥積安胃逆

雪裡青苦大寒通咽喉緊閉

鱧魚胆甘寒祛風逐水

竹瀝甘寒消風降火利竅行痰

蚯蚓泥甘寒泄熱解毒消腫

山茶花辛寒涼血清熱

螻蛄鹹寒利水通便

地漿水甘寒退熱邪殺諸毒

雀梅葉酸寒消乳癰便毒

紫花地丁辛苦寒解熱消腫

蕎麥甘寒降氣寬腸胃

戎鹽鹹寒入肝腎平血熱

石燕甘涼通竅利濕熱

硼砂甘鹹涼除胸膈痰熱

大青葉苦鹹大寒解心胃熱毒

萬年青甘苦寒通關利咽吐痰

車前草甘寒入肝肺膀胱涼血利水

輕粉辛冷有毒殺虫療瘡

大蘇根甘苦涼破血退熱止衄

元寶花辛寒補陰止血

土牛膝苦寒清火利咽
蛇脫甘寒去風殺虫催生辟惡
白蘚皮苦寒燥濕通利去熱

熱類

北乾羌辛熱散寒邪逐脾濕溫經消冷痰
烏附尖辛熱湧吐冷痰祛風冷
川附子辛甘大熱復元陽去風寒通行十二經
高良姜辛熱散氣煖胃
烏頭附子之母辛熱溫脾逐風燥溫
黑羌炭辛苦熱除胃冷去瘀溫中
蘄艾茸辛熱溫經逐寒去濕通十二經
白荳蔻辛熱散滯除寒寬膨燥濕
胡椒子辛大熱散寒溫中下氣消食料毒
海狗腎鹹熱補腎助陽
吳茱萸辛苦大熱去冷疏肝燥脾逐邪飲
石硫黃酸火氣助真火去陰毒
草果仁辛熱消冷痰破宿食去瘴解痰
荔枝肉甘酸熱補元氣止呃逆
樟腦辛熱走竄通關節除濕散蟲
肉桂甘辛熱助陽引火歸元逐寒氣利關節
砒石辛苦酸大熱走酸竄氣烈殺人與獸
華撥辛熱消散寒邪
棉子油辛烈微毒外用塗瘡疥濕癬不可食
硇砂石辛熱消結破滯
草烏頭辛苦大熱搜風勝濕以毒攻毒
大風子辛熱有毒殺蟲刼毒癘瘡

溫類

天雄辛溫補腎命陽虛除風寒溫痺

茵芋辛苦溫祛濕逐風

紅荳蔻辛苦溫燥濕散溫達脾溫肺

黑姜炭辛苦溫溫中止血

荷花瓣甘苦微溫疎解署熱鎭心益顏

霍香梗辛甘微溫疎解風寒署濕

六神粬辛甘溫消積開胃散氣調中

穀芽甘微溫消積快脾

大麥芽甘微溫消積寬腸消食健土

蒼朮苦辛溫燥胃健脾發汗除濕

五加皮辛苦溫化濕消腫祛風堅骨

蕪荑辛苦溫散滿殺蟲燥濕化食

刺蒺藜苦溫疎肝風瀉肺氣去脾濕

軟紫菀辛苦溫潤脾下氣化痰

草荳蔻辛溫煖胃健脾祛寒燥濕

遠志肉苦辛溫散鬱行氣

蠶砂辛甘溫祛風濕利肢節去瘀除冷

大腹皮辛溫去脹化腫破氣消痰

縮砂仁辛溫調氣化結和胃醒脾

使君子甘溫殺蟲消積理疳

雄黃辛溫散大風殺百毒化血逐水燥濕辟虫

木瓜酸濇溫調營衛利筋骨

銀硃辛溫有毒破積滯刼痰涎殺蟲散結外用良

乾漆辛溫毒烈破瘀殺蟲

鼓子花甘辛溫補勞損益精氣續筋骨

台烏藥辛溫調氣定痛

大茴香辛溫煖丹田調中祛冷

小茴香辛溫理氣消脹去冷下食

白檀香辛溫調脾肺利胸膈止諸痛

陳桔皮辛苦溫調中快膈導滯消痰

蜜桔紅辛苦祛寒發表疏氣化痰

黃皮果辛酸甘微温調中醒脾化痰化氣

佛手柑辛苦酸温除痰水化滯氣

豪猪肚鹹温健脾消食止吐平呃

茺蔚子辛甘微溫活血調經逐風去水氣

天仙籐苦温疏氣活血消水腫理風勞

製香附甘温調血中氣滯通行十二經

羊肚棗鹹辛苦温消食利噎安胃温中

紫蘇梗辛微温下氣寬中安胎和血利關竅通脉絡

亂髮灰味鹹辛性温止血散瘀又能催生

三奈辛溫煖中辟惡除寒冷痛

白木香辛苦溫疎氣泄滯

海螵蛸鹹溫和血宣通脉絡調經

百草霜辛温消積止血解喉瘡除陽毒

釜臍墨辛温除陽毒去消食止血

芥菜藁辛苦微温去瘀生新止血崩

木棉花甘温通經去痰止血

嚴米醋酸溫散瘀斂神消腫化結

老飴糖甘溫益氣補中化痰潤肺

蘇合香甘温走竄通竅開鬱驅耶

媚酣草辛温辟惡去臭和中

降真香辛温辟惡療傷止血消腫

赤箭辛温益氣長陰

桃梟苦微溫辟邪祛祟消蠱辟惡

虎骨辛溫追風健骨定痛辟惡

天麻辛溫入肝經氣分通血脉疏痰去風

煨姜辛溫和中祛冷運脾健胃

甘松甘溫理氣開鬱去風疳齒䘌祛濕消腫

虎肚甘鹹溫健脾消食利噎和中

鹿肚石辛鹹苦溫安胃消食利噎溫中

枸桔葉辛溫散寒化氣

楊梅甘酸溫生津除煩消食下氣

爐甘石甘溫收濕消腫止血祛痰

金鳳花甘溫活血消積理腰痛蛇傷

穀精草辛微溫去風清濕明目退翳

青葱葉辛甘溫通竅利便煎洗水病足腫

杉木辛溫收溫去風除脹消腫

白丁香苦溫微毒消積結脹滿理癰疽瘡節

蜈蚣辛溫有毒走散風邪定驚制蛇

松香脂苦甘溫祛風去濕化毒生肌止痛

鉅糖油溫苦辛燥濕塗癬

化州桔皮辛溫化氣消痰健脾濕除腫脹

海水鹹微溫有小毒浴風癬濕癢

黃大豆甘溫寬中下氣消腫毒塗痘癰

石炭辛溫有毒活血破瘀祛痰定癇

豆油辛甘熱微毒且能解毒消塗疥瘡

松毛苦溫理風濕諸瘡活血回凍

松煙墨辛溫止血生肌消癰腫下胞胎

松花甘溫潤心肺益氣止血除風

白花蛇甘鹹溫有毒搜風邪定搐退疥癘

松節苦溫燥風祛濕

茶油燈花苦溫止血生肉止小兒邪熱夜啼

清類

鮮竹茹甘微寒涼血除熱清肺燥平肝火理胃熱
冬白蜜甘涼清熱潤肺消火痰和百藥養胃和中
豨簽草苦辛微寒驅風濕强腰膝利筋骨
鮮竹葉辛甘淡涼清心緩脾消火痰去邪熱
開金鎖苦辛微寒驅風除濕强腰膝利筋骨
茶葉苦甘微寒下氣消食去痰熱除煩渴
赤小豆甘酸平散血清熱去濕消腫下行通小腸
川貝母辛苦微寒瀉火潤肺散結歛瘡
川萆薢甘苦平祛風濕堅筋骨分清濁化血滯
雙鈎籐甘苦微寒除心熱平肝風舒筋下氣
柏子仁辛甘平潤大腸滋肝腎益氣甯神
粉丹皮辛苦微寒瀉血中伏火通經退熱

淡竹葉苦淡清熱利水去邪除煩
數(蘇)百合甘平潤肺甯心清熱利二便
枳椇子甘平止渴除煩潤腸解酒
蓮子心苦寒清心火除煩熱
人中白鹹涼降火散瘀理勞熱口瘡
冬瓜子甘淡涼補肝明目利便瀉熱
薔薇根苦冷除風濕熱生肌殺蟲
乾藕節甘平解熱毒消瘀血
薏米仁甘淡微寒行水滲濕益胃健脾
土茯苓甘淡平祛濕熱利筋骨通小便
土茵陳苦微寒利水清濕祛濕去風
海桐皮苦平入血分祛濕去風殺蟲

叭噠杏甘平清心腹逆悶潤肺燥痰粘
淨粳米甘平補血氣養津液清熱除煩
天精草苦微甘寒退骨精消風毒散瘡腫
青蒿子苦寒理勞瘦骨蒸蓐勞虛熱
白薇苔微鹹寒利陰氣下水氣及虛煩血熱
石決明鹹凉平肝肺風熱定心悸頭眩
金鈴子苦寒有小毒導熱利水定痛殺蟲
綠枳殼苦酸微寒除寒熱結胸消痰去積
魚腥草辛微寒散熱毒收脫肛消腫療瘡
山楂子酸冷去風利濕止水痢療疥瘡
板藍根甘寒清解散結去天行時疫
木鱉子苦微甘平利大腸消腫毒生肌除濕
螺螄殼甘鹹微寒祛痰飲收脫肛化痔核瘡節
空青石甘酸寒益肝明目通竅利水

黑芝麻甘平潤腸益精凉血解毒
梁上塵苦辛微寒消食止血退除毒
胭脂辛平活血解毒理疔丹痘毒
馬兜鈴苦辛寒清肺熱降痰氣
枇杷葉苦平清肺和胃降氣消痰
牛蒡子苦寒瀉熱散結清咽祛風
木槿皮苦凉活血潤燥擦癬殺蟲
猫兒利甘微苦凉益肝腎生津祛風
蟬退身甘寒理風熱清肺催生
貫衆苦微寒解邪熱之毒殺虫消脹
忍冬藤甘平除熱祛風舒筋活血
直殭蚕辛鹹平疎風熱利齒咽
夜明砂辛寒活血消積明目定驚
綠礬酸凉湧吐燥濕化痰殺虫

白豨仁甘微寒消風清熱明目和肝破痰化痞

蜜蒙花甘微寒潤肝燥退目赤消腫去疳

草決明苦微寒除風熱殺虫瘡明目療疥

決明子甘苦鹹平祛風熱益精神明目退瘴

軟馬勃辛平清肺熱散血滯止痛寬喉

露蜂房甘平去風蟲牙疼定驚癇瘈瘲

茯苓皮苦平利水道開湊理消皮膚腫痛脹

冬瓜皮甘微寒利二便消水腫消渴解熱毒

木芙蓉辛平清肺涼血散熱止痛消腫拔膿

山慈姑甘微辛寒清肺散結解虫毒蛇犬傷

麥麪粉甘涼平胃寬胸下氣消食涼血止渴

海蛇鹹平療婦人積血帶下小兒風痰丹毒

半天河甘微寒驅鬼症狂邪療惡瘡虫毒

馬蘭辛涼入陽明血分和血泄熱散鬱通經療痔

黃瓜霜辛鹹寒掃痰消腫清利喉痛

鍼砂辛平活血墜痰消黃疸水腫

冬蟲夏草甘平保肺益腎止血化痰

楓香脂辛平活血解毒止痛生肌

蚤休苦微寒去蛇虫毒消腫定驚

無名異鹹微甘平和血續傷生肌止痛

槐膠苦寒清肝風化痰涎

金銀花甘平除熱解毒療養血

陳醬鹹冷殺百藥解諸毒塗湯火傷

鮮橄欖苦丹平清肺胃利咽喉除煩下氣

蚺蛇胆苦甘寒有小毒入肝脾明目療疳

糞蛆甘平鹹寒祛熱病除毒利消積除疳

麻油甘平涼血止痛生肌滑胎潤腸解毒

白苧淡平清火安胎

絲瓜絡甘冷凉血解毒除風化痰通經絡散風鬱
大麥芽甘鹹微寒助胃健脾祛痰消食散結通乳
茺蔚草辛苦微寒利水行血去瘀生新消腫通使

補類

人參甘微苦微寒益元氣救暑脫通安脉安精神
當歸身辛甘苦溫溫中和血調經潤腸散寒止痛
川續斷苦微溫補肝腎通血脈理筋骨益氣力
黃芪甘溫實腠裡補肺氣壯脾胃解肌熱固虛陽
高麗參甘苦微溫持神益氣固胱扶脾
太極參甘微苦平扶脾補氣歛汗消痰
炊福參甘微寒和脾胃潤煩渴止泄瀉
西洋參苦寒補肺降火生津液除煩倦
黃精甘平補中益氣潤心肺填精髓去風濕
淮山藥甘平入肺歸脾益腎清虛熱補腸胃
潞黨參甘平補元氣和脾胃
蘇黨參甘平健脾運食
野白朮甘苦溫和中燥濕祛勞安胎
種白朮苦溫燥濕運脾化冷痰除水飲
白扁荳甘平調脾胃利三焦清暑厚腸
紅棗甘溫溫中升胃

蘭棗甘溫滋脾土潤心肺緩陰血生津液　鹽豆甘溫補中益氣濇精實腸
甘草甘平補脾胃泄心火和百藥養血解肌　高梁甘溫溫中濇腸胃
明玉竹甘平補中益氣祛風濕除煩熱　白沙糖甘溫潤肺補脾緩肝和血
糯米甘溫補脾肺虛寒發痘濇腸收汗縮溺　紫沙糖甘溫補脾緩肝和中止血
巴戟天甘辛微溫强陰益精散風溫消水腫　牛骨髓鹹溫補中益氣塡髓强力
兔絲子甘辛平强陰益精祛風固衛　女貞子甘苦寒滋肝腎補風虛
敗鼈板鹹寒補陰血滋腎水退骨蒸　覆盆子酸溫補肝腎固精興陽
枸杞子甘微溫滋肝腎去風濕生津助陽　蛇床子辛苦溫補腎强陽祛風燥濕
鹿茸甘鹹溫緩腎助陽添精髓補虛寒　骨碎補苦溫堅腎續折强骨濇虛
鹿角鹹溫行血消腫補腎生精　胡桃肉甘熱溫肺補腎助火强陰
鹿角膠甘平補中益氣種子强腰　瑣陽甘溫助陰興陽潤燥養筋
麋茸甘鹹微溫較鹿相傲溫性稍差　麋角氣味功用微溫性稍差
肉蓯蓉甘酸鹹益腎補火强筋潤腸　白蒺藜甘微溫補腎强陰益精明目
淫羊藿平寒補肝腎堅筋骨興陽事療風勞　活滋石辛鹹平補腎益精除煩祛熱

零餘子甘溫益腎補虛與准山相倣
金毛狗脊苦微溫滋肝養氣去寒濕療痿痺
胡盧巴苦溫煖丹田壯元陽除寒濕冷氣
秋石鹹平滋腎水潤三焦養丹田退骨蒸
桑葚甘酸溫補水安神利五臟通關節
何首烏苦甘溫固精養血强筋祛風
川杜仲甘辛溫潤肺燥益腎精充筋活血
人乳汁甘微鹹平潤五臟補血液理噎利腸
白燕窩甘淡平養肺陰開胃氣潤燥化痰
乾地黃甘苦寒養陰和血退虛熱定怔忡
黑大豆甘寒補腎鎮心祛風除熱下氣利水
龍眼肉甘平補心益智悅胃培脾
童便尿鹹寒引肺火下行滋陰潤燥
泡仙茅辛熱助命火益陽道煖精補虛

鮑魚甘淡微鹹平補陰和血調經
陽起石鹹溫補腎精助真火祛冷除癥
旱蓮草甘酸鹹凉滋陰補腎
栗子甘鹹溫厚腸胃補腎氣
熟地黃甘平補真陰利血脈塡精髓
阿膠甘平清肺養肝滋腎補血
黑穭豆甘微溫入心肝腎補諸血
綠心烏豆甘凉養肝滋腎凉血清熱
落花生辛甘平潤肺補脾
珠參苦微甘寒補肺降火
白木耳甘寒入肺降火滋陰補肺生精
白葡萄甘微寒養陰和血清火安胎
石鐘乳甘溫補陰益陽通節利竅
雀卵酸溫益精血强陽縮溺

韭菜子甘溫補肺腎助命火強筋益精

瀉類

赤芍藥辛苦寒瀉肝火散瘀血利小腸

花檳榔辛苦溫破滯散邪攻堅消脹除瘴去風

白茅根甘寒消瘀血利小便除煩瀉熱

黑元參苦鹹微寒瀉浮游之火袪陽毒利咽除煩

連翹心苦微寒清心火利水通經

甘遂辛苦平瀉水濕消脹滿

大戟辛苦寒瀉臟腑水濕逐血攻便控痰退火

泡澤瀉甘淡寒瀉腎火利小便行濕去腫

黑牽牛辛熱逐敗精瀉濕熱通下焦除腫脹

桑白皮甘寒瀉肺火利二便通瘀消腫

班貓辛苦寒外用攻毒破血食死肌去頑癬惡瘡

元明粉甘鹹寒行血中氣滯散痛調經

肥知母辛苦寒瀉熱利便清肺止渴消火痰除煩燥

龍胆草大苦大寒瀉肝胆之火除膀胱濕熱

連翹殼苦鹹微寒瀉心包之火除三焦大腸濕熱

山枝子苦寒去胃熱瀉心煩退肝邪凉血分

瓦楞子甘鹹平消老痰破血癖

芫花苦溫行水飲痰癖去皮膚脹滿

葶藶子辛苦大寒行水瀉肺清熱除痰

土瓜根苦寒瀉火利水消腫去瘀除天行熱疾發瘧

商陸苦寒利水通便消腫脹瀉蠱毒

通類

巴豆仁辛大熱常通滯走竅去藏府沉寒峻猛攻下
大黃苦大寒瀉熱破滯通腸除瘀
芒硝辛苦鹹大寒通經破積適腫除熱
桑枝苦平通關節理寒熱消食祛風
桑寄生苦平舒筋活絡追風濕和血脈
石葦草甘微寒利水通淋清肺除
漢防己辛苦平利水通便瀉下焦血分濕熱
阿魏辛臭平破滯去臭消內積殺細虫
地膚子甘苦寒利小便除虛熱補中益精
滑石甘淡寒滲濕泄熱利水散結
白燈草甘淡微寒降心火清肺熱利水通氣
通草淡寒升胃通氣下乳汁利二便
木通辛甘淡平通包絡降心火清熱利二便
海金沙甘淡寒滲小腸膀胱血分濕熱
冬葵子甘淡寒主藏府寒熱羸瘦二便消水腫
瞿麥苦寒降心火通小腸去邪熱
郁李仁辛苦平下氣行水破血潤燥消腫通腸
劉寄奴苦溫通經破血下脹除癥
准牛膝苦酸平通經散瘀强筋骨去痿痹
尖桃仁苦甘平通血祕達
赤茜草苦寒通經逐血消瘀破癥主寒痺風濕
西紅花辛苦微溫破瘀除結通經脉消癥痕
延胡索辛苦溫行血中氣滯氣中血滯破血調經
續隨子辛溫行水破血去冷脹通大便
蓬莪朮辛苦溫通聚血消冷滯行氣破積
荆三稜苦平破積滯散氣結
蒲黃甘平行血消瘀
苦杏仁辛苦甘微溫有小毒瀉肺潤腸祕行痰散風寒

王不留行甘苦平通經走血去痺逐風攻便下乳
明乳香苦辛溫調氣活血護心生肌去風止痛
皂角辛鹹溫通竅吐痰搜風泄熱
白茅鍼甘寒通孔潰濃
蒲扇灰鹹淡平通利水氣
榆白皮甘平滑利二腸通竅行經滲濕熱下胞胎
琥珀甘平入心肝血分消瘀生肌降肺氣通膀胱燥脾土
皂角子辛溫潤脹結破惡瘡
穿山甲鹹寒有毒善竄通經絡散風濕消種潰癰
葱香辛甘平發汗解肌通上下陽氣出脉
鼺虫鹹寒有毒通堅去血
楮實子甘寒消水腫利小便
篇蓄苦平利水通淋殺虫去濕
海松子甘溫散水氣除諸風潤肺通脹
片子羌黄甘辛溫通經調氣破血消脹
白辛夷辛溫入肺胃氣分通竅及腦
卑麻子辛甘熱通經絡諸竅
麝香辛溫走竄諸竅開經絡透肌骨辟惡殺蟲
柞木苦平下行利竅催生
桃花苦平通決水聚除痰飲逐風狂
烏桕木根皮苦涼利水通脹洗痰瀉下
八角金盤苦辛溫有毒通壅塞除痲風
䖟蟲苦寒有毒攻血遍行經絡
馬鞭草鹹苦微寒破血通經殺虫消脹理諸瘡
猪苓苦甘淡利水行濕清熱泄滯
茺蔚子草辛甘微寒消水行血去瘀生新消腫通便
鳳仙子苦溫通竅利噎理產難積塊

虻蟲鹹苦平有毒散惡血消精聚　　火麻仁甘平緩脾潤燥宣風通腸

澀類

萬年松辛平破血通經收脫肛止諸血　　建蓮子甘平濇精存脹交水火媾心腎

椿根皮苦寒燥濕除熱入血分收斂濇　　側柏葉苦微溫濇血分去濕熱除風殺虫

白蓮鬚甘平濇積發清心火通腎氣　　白石留甘酸溫濇血清熱

白凡酸鹹寒收濇之品化痰燥濕去風殺虫　　赤石脂甘平固下收濕止血濇精

乾地榆酸微寒入下焦除血熱清火沈濇　　桑花苦燥固濇脹胃健脾止衄

肉豆扣辛溫濇脹下氣調中消食逐冷痰燥脾胃　　無食子苦溫濇精固氣強陰助陽

西秦皮苦寒清熱濇下焦固大脹　　金櫻子酸平固濇精氣補腎扶脾

益智仁辛熱攝涎濇精助陽開鬱袪冷溫中　　雞冠花甘涼清火止血固下

石棗肉酸平濇精秘氣補腎溫中強陰助陽　　御米谷酸平濇脹固腎斂肺

破故紙苦大溫固濇精氣補相火通君火　　禹餘糧甘寒入大腸胃血分理寒熱煩滿固下催生

桑螵蛸甘鹹平益精氣通五淋　　蘇芡實甘平補脾固腎助氣濇精

白菓仁苦微溫縮小便止帶濁溫肺益氣　　白石斛甘淡平主傷中下氣除虛熱益精存腸胃

白龍骨甘平歛浮越之正氣益胃安魂鎮驚濇腸脹天南燭苦酸平强筋益氣止泄除睡

天南星子甘平益氣固精　孩兒茶苦微寒化痰生津止血收濕定痛生肌

花蕊石酸濇平入肝經血分化瘀止血下死胎

收類

訶黎勒苦溫收脫肚歛肺氣通津消痰祛冷消脹　白蘞苦辛平歛濇之品逐瘀生新補肺損消癰腫

白芍藥苦平入肝脾血分安肺固腠理退熱歛汗收陰氣　五味子酸溫歛肝退熱固腎氣止虛汗

白龍齒濇平歛陽收脫寧心安魂

酸棗仁甘酸平收汗歛神除煩安睡助陰氣堅筋骨　船底灰名水龍骨歛熱瘡口潰爛

古壙灰辛平歛瘡口收膿水

肥烏梅酸濇溫除熱煩定虫痛止血消痰消腫解毒

真珠甘鹹寒生肌收瘡口長肉養陰血　石灰辛溫毒烈堅物散血定痛生肌收脫肚歛瘡口

五倍子酸鹹濇寒歛肺收汗降火生津化痰止血　何首烏苦甘溫收歛精氣益肝補腎

椶櫚苦歛平收脫止血　陳壁土甘溫燥濕收脫

爐甘石甘溫燥水濕收瘡腫止血祛痰　石榴皮味酸濇溫收脫肚止目淚

浮小麥鹹凉收汗斂熱理勞熱骨蒸　左牡蠣鹹微寒斂汗收脫袪煩退熱

白斂苦辛甘寒斂瘡口散結氣生肌止痛殺火毒　血竭甘鹹平止血收瘡口散瘀生新引膿止痛

白蠟甘淡溫斂瘡長肉止痛生肌　黃蠟甘淡微溫收濇益氣止痛生肌

麻黃根苦溫收汗固陽

散類

荔枝核甘斂濕散滯氣辟寒邪止疝痛　自然銅辛平續折傷散瘀止痛

蒲公英甘寒化熱毒消腫核　毛柴胡苦平散邪熱調經絡宣暢氣血表胆風寒

薄荷葉辛溫散風寒疏逆氣發汗解鬱　紫蘇葉辛溫散寒發汗下氣袪風

荊芥穗辛苦溫散風濕利咽喉發汗袪風寒　大秦艽辛苦燥散風寒濕痺理潮熱骨蒸

香白芷辛溫散風通竅除濕發汗消腫結去風痛　石楠葉辛苦平散風利節堅骨通晴

秦椒辛苦溫散寒濕除痰飲下氣殺虫　老生羌辛溫散寒發表宣肺鬱去痰永

側子辛溫發散風寒濕充達皮膚　北細辛辛溫散寒利竅發汗去風行水除飲

川椒目辛大熱散寒濕煖脾胃發汗通經　香薷辛溫散皮膚蒸熱消暑利小便

蒼耳子甘苦溫散風濕癩瘙癢　川芎辛溫散瘀調經升陽開鬱去風濕養寒痺

澤蘭草甘辛溫散鬱行血通竅利關
南查肉酸甘微溫散瘀除積健脾行氣
青桔皮辛苦溫散鬱化痞瀉肺疏肝
胡桐淚鹹大寒散結除風殺虫清熱
黄鬱金辛苦微溫甘微寒散鬱下氣破血凉心疏肝脹肺
白芥子辛溫散冷滯發汗散寒化痰飲消冷氣
青桔葉苦平散氣消腫降逆化結
赤沒藥苦平散結通滯消腫定痛破血生肌
射干苦寒消腫散血泄實火解痰結
蘇薤白辛苦酸溫散血調中除胸痹泄氣滯
常山辛苦寒散邪結瘧疾
山慈姑辛寒散結腫清熱毒
蟹爪鹹寒散血通經解結墮胎

蘇木甘鹹辛平散結去瘀行血疏風
血見愁辛平散血瘰癧
旋覆花苦鹹辛溫散結開胸消痰化氣
五靈脂甘溫散血祛冷去滯逐風
天南星辛苦溫散血除痰去風勝濕
龍腦香辛溫散鬱火通諸竅化濕消風
皂角刺辛溫散結消腫搜風殺虫
冬桑葉苦甘凉滋燥凉血去風除寒熱
山七苦甘微濕散血定痛
夏枯草辛苦微寒散結消腫
水仙頭辛寒散結消腫

升類

升類

川升麻甘辛微苦微寒升陽散風解火鬱助脾胃

麻黃莖甘苦溫升表發汗解風熱祛寒邪

淡豆豉苦寒升邪氣去煩悶發汗解肌

堅常山辛苦寒引吐痰積

天名精甘寒湧吐破瘀解毒除熱

川羌活苦甘平升散寒邪祛風濕利骨節

荷葉蒂苦平升發陽氣

西河柳甘鹹平升發痧疹

川石蒲辛苦溫升清利竅開痰

苦桔梗苦辛上行開隔瀉肺熱散寒邪

獨活辛苦溫搜風去濕

胆凡辛酸寒湧吐風熱痰涎發散風木相火

粉葛根辛甘平升發表邪生津解熱

青菊葉甘苦微寒升解風熱去毒消腫

薄花梗辛微溫升散風熱

木賊草甘苦平升散火鬱

蔓荆子苦微寒升散風濕

軟防風甘微溫升散風濕

荷葉相倣性稍緩

水楊枝葉苦平升發痘瘡

參蘆苦微寒升湧吐痰

香藁本辛溫爲太陽經風藥升寒鬱療風濕

桂枝甘溫發表邪通經脉解肌散寒

甜瓜蒂苦寒升吐胃中宿食風痰

降類

栝蔞仁甘寒潤下降火清肺滑痰
冬款花辛溫潤肺消痰去寒熱邪氣
食鹽鹹甘辛寒潤下通便走血勝熱化痰降逆
公丁香辛溫降逆氣消冷壅
黃柏苦微辛寒降虛火清濕熱去勞蒸安瘡痛
浮海石鹹寒潤下軟堅清肺氣袪老痰
天門冬甘微苦寒潤燥降火
紫石英甘辛溫煖血降逆平肝下氣
黑沉香辛苦溫降氣調中墜痰補火
黑鉛甘寒降痰解毒安神殺虫
紫蘇子辛溫降氣利膈消痰寬腸
堅白前辛甘微寒降逆下痰
李根皮甘苦微寒降衝平木
柿蒂苦溫降氣止逆

紫菀辛苦溫潤肺下氣化痰
蓮房苦溫濇破血消脹下胞衣
胡蘿蔔甘平寬中下氣散脹胃積滯
川朴苦溫降實滿散濕脹破宿血去風寒消痰化食
黃半夏辛溫消痰濕降逆氣和胃健脾開鬱發音
蛤介鹹平益精降氣
舊胆星辛苦微溫降逆潤燥
地骨皮苦寒降肺中伏火退肝腎虛熱
青蒙石甘鹹寒降痰下氣
香欒苦辛酸平下氣消食快膈消痰
竹瀝鹽苦鹹微寒降氣化痰破滯定喘
代赭石苦寒降逆止嘔除血熱平噎膈
刀豆甘溫下氣止呃溫中利利腸
萊服子辛甘平降氣消食

終

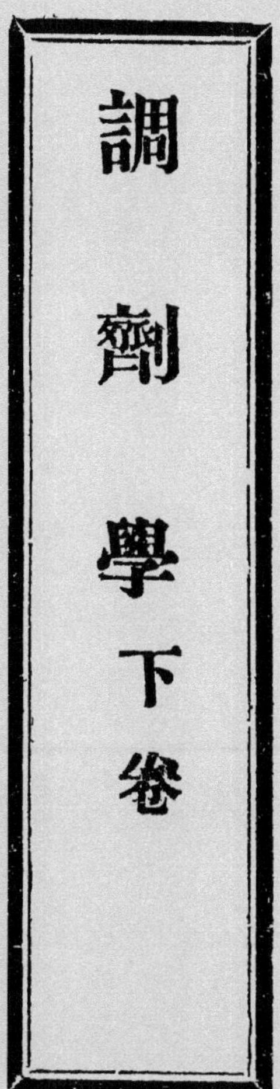
調劑學
下卷

調劑學講義 下卷

炮製總論

上古神農嘗百草以便物性治療衆疾所用之藥取其真盾槪無炮製及劉宋雷斆著炮炙論則藥物之功用愈增凡酒製者升提姜製者溫散鹽水炒者走腎軟堅和醋炒者注肝收斂童便除藥之劣性且能降下米泔浸去其燥并得和中乳汁泮蒸潤枯生血蜜製緩其性而潤其液土炒補中并助其濇麵煨炒抑其酷性勿傷上膈黑豆甘草湯漬者解毒致令平和羊酥猪酥燒者使易脆斷或炊或晒各適其用用生用熟隨病所宜今世不知其義竟以熟地川連用炭香附木香用蜜種種好奇難以枚舉如此反傷物性不特於病無濟而且有害若熟地味甘性平滋補精血燒炭則味苦性燥失其本真所治者何若恐其粘補不如無用謂其止血亦未必然木香辛苦性溫升降諸氣又能疏泄藉其香而調之有用煨者制其竄也用蜜制其溫又抑其香而緩其調味變爲甘苦性轉爲平其於氣分既不能升降又不疏泄所取者何諸如此類一倡百和習俗成風有識者幸勿蹈其轍也

寒類

黃芩 酒炒引其上行土炒減其寒而助其濇炒用亦減其寒也

黄连　姜汁炒减其寒温和中土止嘔鹽水炒童便炒降下焦之火黄土炒燥濕止瀉𠧧萸湯和炒止吐定呃人乳浸助其潤而去燥點眼良

龍胆草　甘草水浸一宿曝乾用以苦碍胃以甘和土也

苦参　糯米泔浸泡去腥氣減其苦而助其潤或蒸用減其寒而滋其陰

紫草　去頭鬚酒洗助氣活血

白頭翁　酒炒用以行氣活血

牡丹皮　調血者以酒拌蒸

乾地黄　入水沉者佳浮者不用畏其粘者以蛤粉拌忤或砂仁末拌

生地黄　鮮掘搗汁飲瀉火滋陰

牛蒡子　酒拌蒸制其冷而散凝滯

海金砂　葉曝日中稍乾以紙襯之以杖擊之有細砂落紙上且曝且擊以盡爲度

射干　泔水浸泡勿伐胃氣

天門冬　去皮入滋陰藥去心用酒蒸

紫背浮萍　楝淨以竹篩攤晒置水一盆映之易乾

海藻海帶昆布　均須略洗去鹹水用
側柏葉　炒用減其寒而助其濇
合歡皮　酒洗酒制取其調和
黃蘗　蜜製制其苦以防傷胃鹽水炒助其下行也
金鈴子　鹽水制引水下行酒蒸減其寒也
楮實　水浸取沉者用酒蒸者制其寒
巵子　炒黑以勝紅止血姜汁和炒制其寒而止煩嘔
雷丸　甘草水浸一宿勿傷胃氣酒拌蒸勿傷陰氣
竹瀝　用青竹截斷單頭空斜倒爐火上時轉勿焦令汁淋瀝以磁器盛之候冷去火氣
石羔　用煅防其凝寒傷胃然實熱之症非生用亦難見功忌鐵器石臼中搗粉以蜜絹包甘草水飛遍去水令乾用
寒水石　以姜汁煑令爲度減其寒免傷腸胃

熱類

公丁香　沉者佳忌用火

大風子　仁白者佳壓去油用久則油黃不可用
巴　豆　炒熟去油緩其急也
松香脂　水煮百沸令白滑減其燥性
仙　茅　竹刀去皮切糯米泔浸一宿去赤汁忌其毒忌鐵器
蓖麻子　鹽水煮去皮研或用油取其通腸
草烏頭　豆腐煮薑汁炒制其毒也
附　子　甘草水泡浸剝去皮臍剖作四塊濃煎熟再以甘草湯泡浸令透然後切片爲熟附浸火炒黃。焙乾放泥上出火毒爲炮附又以童便浸透濾淨復以甘草湯浸泡和黑豆煮熟去汁再入甘草水浸洗晒乾爲淡附性溫力減只用於常病或入凡劑危病藉其回陽則不及矣
白蔻仁　去衣微焙研用入湯後煎
草　菓　麪裹煨熟須去油淨忌鐵
破故紙　酒浸蒸以助其氣童便乳汁浸鹽水炒者取其潤燥養血也
益智子　鹽水製引入下元
蓽　茇　去挺醋浸一宿減其散焙乾刮去皮栗子淨

良姜　陳壁土拌炒藉土氣而益脾燥濕

川椒　微炒去汗取紅色者用

吳茱萸　湯泡去苦烈之汁黄連水製以止嘔鹽水炒以消疝醋炒而入血分

乾姜　即老姜母洗淨晒乾切片

煨姜　用老姜洗淨粗紙低浸濕包放炭火內煨令紙焦並姜外皮微黑中心深黄色制其散而取其和

黑姜炭　老姜火炮中心至黑如炭者去其辛散而止血濕經也

石硫黄　取色黄如石者以萊菔子剜空入硫合定糠火煨熟去其臭氣再入紫背浮萍煮過消其火毒以皂莢湯淘其漿用甘草水洗令乾研細

溫類

五加皮　酒洗取其活血

使君子　麪裹煨以溫脾

枸杞子　鹽水製制其滑而引腎酒潤搗益血而助陽

當歸　酒製調血醋炒止血赤石脂炒土炒皆防其滑

乳香沒藥　性粘先研粗末水飛過用缽坐熱水中以燈心用研方得細末

骨碎補　去毛切片蜜拌蒸減其燥酒製助其祛冷行血

百部草　竹刀披去心皮酒浸焙助其溫蜜製以和土生金

兔絲子　揀去雜子酒掏淨去土晒乾放磁器內勿使出氣入煎劑微炒若入丸須另研細末或酒浸一宿煑令吐絲搗成餅烘乾再研則末易細不可用麥麪和爲餅則氣味全乖

陳蕪荑　麪和炒和中勿傷胃氣

半　夏　浸七日逐日換水瀝去涎以礬水煎透切片姜汁拌炒制其毒也　法造半夏浸七夜用逐日換水去涎以礬水煑半日皂角汁和水煑濾淨和竹瀝姜汁和麪糊丸如鈕大晒乾治驚風積痰癲癇諸痰醋煑消暑燥濕半夏麯用硝磺煑透以十二月牛胆略加冬蜜和麪少許造成麯晒乾用

金毛枸脊　去毛酒拌蒸以助其氣

遠　志　去心甘草水浸一宿微炒以制其散

巴戟天　去心酒浸焙用其力益倍

白木香　麪裹煨防其竄

草荳蔻　去膜微炒助其醒脾

軟紫菀　去頭鬚密水浸焙減其辛而制其散

冬　花　甘草水浸晒乾密制取其潤也

牛　膝　行血用生滋補酒蒸土炒以防其滑

蘄艾茸　醋浸炒以制其竄

葫盧巴　淘淨酒浸晒或炒以助陽氣

砂仁去衣　鹽水拌炒減其燥研用在山摘下用蜜漬透去其煨製其竄以和中降逆

苦杏仁　湯泡去皮尖微炒制其滑雙仁殺人不用

桔　皮　鹽水製潤其燥姜汁和鹽水炒助其溫而消寒痰

桔　紅　即桔皮去內白用密製以減其散

香　櫞　鹽水浸焙乾醃制其燥也

大腹皮　水洗淨黑豆湯再洗以防鴆鳥常棲之毒

刀豆子　燒灰存性溫中止呃

六神麴　五月五日或六月六日以小麥白麪十斤配靑蒿蒼耳野蓼各取自然汁三升杏仁泥赤豆末

各三升共六味以合白虎勾陳螣掏青龍玄武朱雀之意謂之六神和作餅麻葉或楮葉包暗如造醬黃法待生黃衣晒乾收之陳久用

麥　芽　炒用助其香以醒脾

爐甘石　煅紅童便淬七次研粉水飛以滋其燥

陽起石　醋煉水飛取其濇也

五靈脂　生用行血炒用止血

白丁香　甘草水浸一宿去水炒乾以去腥氣

石鐘乳　以沉香甘松白茅十分之一配煎一伏時濾出再以甘草紫背天葵汁漬再煎一伏時制其毒也賫過濾起拭乾緩火焙之然後入臼杵粉篩過入鉢中令少壯有力者不住手輪碾數萬遍絹籠晒乾磁器收貯

△清類

貝　母　去心用涉虛者以糯米拌炒微黃色減去糯米

白　薇　酒洗去鬚用以制其寒

石　斛　宜湯液不宜入凡熬膏先水浸或酒浸

枳實　枳殼麵炒減其寒勿伐胃氣鹽水制助其行痰降喘

槐角　牛乳拌蒸制其苦以助其滋

白⿰豕廷仁　湯浸取仁去皮尖水賚過

蜜蒙花　酒潤焙制其寒而使上行

鮮竹茹　姜汁和水拌焙止胃逆

結茯苓　人乳拌蒸入丸緩其利而生津

馬勃　用篩箱取粉否則作飛塵

天花粉　括蔞根杵細水濾澄粉用

馬兜鈴　蜜制以潤肺

決明子　杵碎煎

蓮子　姜汁和水浸或炒其溫也

充蔚子　微炒忌鐵

希簽草　去粗莖留枝葉花實搗汁以生地甘草煎膏蜜煉收之亦佳

叭噠杏仁　湯泡去皮尖微炒用減其滑利也

枇杷葉　拭淨葉底毛蜜水製黃潤肺和中

苡米仁　土炒制其寒而濇腸胃

△補類

女貞子　酒蒸入丸減其寒以助氣湯液酒炒下瀉用土炒

杜仲　去粗皮炒斷絲酒炙蜜拌炙酥炙鹽水炒姜汁炒各取其長

何首烏　米泔浸竹刀刮去皮切片用馬料豆拌勻入柳甑砂鍋上九蒸九晒忌鐵器

人參　製宜銅鍋甲紙焙用忌鐵

黃精　去鬚蒸半日晒乾再蒸爲法九次

明玉竹　去毛蜜水製取其潤酒浸蒸益氣和血

黃芪　鹽水製抑其升發蜜炙使之補中

野白朮　種白木糯米泔浸借穀氣以和脾且減其燥陳壁土炒借土氣以助脾並能濇腸蜜水製人乳拌潤其燥以生津

淫羊霍　去枝羊脂拌炒減其寒而益陽酒炒亦佳

肉從蓉　酒浸一宿去浮甲劈破除內筋膜酒蒸半日又酥炙用忌鐵

熟地黃　揀取肥大生地沉水者洗去沙土略晒乾以瘦小生地水浸搗絞取汁投大生地於石器中浸濾令淡入柳木甑放瓦鍋上蒸一日晒極乾又蒸又晒如是九次使黑如漆甘如飴柔如脂以磁器收之倘畏其粘用砂仁末十分之一和杵痰粘者以蛤粉拌杵

續斷　酒浸酒炒助其活血也土炒濇止瀉

阿膠　黑驢皮山東阿井水熬成以黑光帶綠色夏月不軟者佳止血用蒲黃炒去痰用麪炒蛤粉炒

鹿茸　酥塗灼去毛免傷其茸之氣力微炙酒製以助其陽

鹿角膠　鹿角截成寸許以河水浸七日刮淨桑火煎七日入醋少許取角搗粉爲鹿角霜其氣力差減其汁加無灰酒熬骨收成膠或和骨熬

龜板膠　洗淨搥碎水浸二日換水再浸三日用桑柴火熬膏收膠

秋石　秋月取童便每缸用石羔一兩桑條攪澄傾去清液如此三次入秋露水攪澄數次令滓穢浮鹽味減以重紙鋪灰上晒乾刮下收磁器內今人多用火煅性變微溫

△瀉類

元參　蒸用者減其瀉也忌銅器

知母　酒炒清上焦火下竹用鹽水拌洗或炒而減其寒也

甘遂　甘草水浸一宿去黑色麪裹煨熟用防其捐直

商陸　銅刀刮去皮水浸一宿黑豆拌蒸防傷陰氣醋炒煎漱口治喉痺不通

生大黃　酒浸用性稍緩酒浸熟用更緩十五製清寧丸去其苦而減其寒制其沉而防其走爲留飲宿食血閉癥瘕使之漸化以免長驅直蕩之烈耳

栝蔞仁　冷積便秘炒用取其滌而減其寒

澤瀉　去皮同補腎藥用淡鹽水浸泡益其下行也

桑白皮　蜜炙緩其涼泄之性也

牽牛　陶去浮者舂去皮酒蒸研細

芫花　醋水煎過晒乾制其猛也

大戟　漿水煎軟去骨減其苦辛緩其走散

風化硝　硝之精成在底者爲朴硝在上者爲芒硝有牙者爲馬牙硝置之風中消盡水氣輕如粉者爲風化硝有萊頭刳空納硝其間懸風處外有毛者爲霜內爲風化硝

斑貓　去頭足入湯液用糯米炒熟得其氣去斑貓用米免傷腸胃外治用生

△通類

蒲　黃　炒黑性濇反能止血

皂　角　去皮子絃用蜜炙增其潤

皂角子　去皮水浸軟和糖煑治大腸燥結瘰癧惡瘡

柏子仁　蒸晒炒研去油減其滑潤

防　己　酒洗緩其利而減其寒鹽水制而助下滲

茜　草　忌鐵

水　蛭　炒黃制其毒

續隨子　去殼取包白者研細紙包壓去油防其攻擊過猛

蓬莪朮　堅硬難搗切炭火煨透乘熱搗之或煑熟用硝磨制其猛酒磨助其功

荊三稜　醋浸炒制其猛以助其消麪裹煨使之溫經而行血

阿　魏　用砵研細熱酒浸透以減其臭忌鐵

王不留行　取苗子蒸漿水浸以制其猛

車前子　入滋補藥酒蒸入泄瀉藥炒研

桃　仁　湯泡去皮尖微炒以助其溫雙仁者不用

大豆黃卷　即黃豆用水浸蓋豆面不宜太多上以草覆候芽出取用

古文錢　火煅醋淬甘草水浸泡以去其毒

元明粉　朴硝煎化同白菜蘿蔔煑去菜菔再入甘草

原滑石　以牡丹皮同煑一伏時去丹皮東流水淘過晒乾助其行滯解凝

△濇類

酸棗仁　炒熟酸溫而香醒脾歛濇泄瀉用炒防其潤也

訶黎勒　酒蒸一伏時去核焙溫胃固腸麪裹煨止利收脫

沒石子　用漿水於砂盆中焙研忌銅鐵器

覆盆子　去蒂酒拌蒸以助陽氣

木瓜　酒炒以調血舒筋忌鉄

御米殼　蜜製和中醋炒收脫

桑螵蛸　炙黃或醋煑湯泡煨用助其溫而益陽

地榆　炒黑用減其寒性以助其濇

△收類

白芍　酒炒减其收而調其氣土炒減其瀉而助其歛
血竭　入丹散須另研作粉篩過
卷柏　鹽水煑半月井水煑半日焙乾降下止血
五味子　鹽水製引入腎經
烏梅　用青梅火薰至黑稻灰汁淋蒸醋洗去烟以助其收米漿水洗去火氣
銀杏仁　去殼用
龍骨　龍齒　酒浸一宿水飛三度忌鉄
牡蠣　洗淨煅用益其濇也
椿根皮　醋炙助其收而減其寒
白礬　生用收解濕毒煅用生肌又以火煅地洒水於上取礬碎布地以盆覆之四面灰擁一夜礬飛盤上掃下爲礬精未盡者如前法收之以醋化之名礬華七日可用愈久愈佳
△散類
黑漏蘆　以甘草拌蒸者勿伐胃氣也或炒用以製其寒
烏藥　酒浸一宿或炒用助其調氣

蒼耳香　去刺酒蒸製其耗血也

天南星　以礬湯或皂角計浸三日晒乾製其毒酒浸一宿蒸熟助其散血又以羌渣黃泥和包煨熟用

造麯法以羌計礬湯和南星末作餅楮葉包待生黃衣曝用

細　辛　楝去雙葉者用

荊芥穗　炒黑入血分

香　附　去毛杵破童便浸炒鹽水浸炒製其燥引入血分醋浸製消積聚以歛其散

莽草葉　甘草水蓼二味同盛入生稀絹袋中入甑蒸一日去二味曝乾去其毒外用良

紅　花　酒噴微焙以溫其經

夏枯草　煎膏良

青　皮　亦桔皮之青色者醋製減其辛散之烈

自然銅　火煅醋淬研細甘草水飛

蜈　蚣　去頭尾足甲薄荷葉和土包火煨

△升類

川石蒲　忌鉄

堅常山　甘草水拌蒸

升麻　去鬚蘆用

柴胡　酒製減其寒以調氣和血蜜水拌炒製其升用鱉血製療陰虛潮熱

防風　汗多者黃芪水製勿傷陽氣

芎窮　酒浸用助其升也

薄荷葉梗　蜜水拌製減其散

麻黃莖　去節煮十餘沸掠去沫蜜水炒緩其發

荷葉　穀麫中炊過者減其升能助胃醒脾

豆豉　用黑豆六月間水浸一宿淘淨蒸熟攤蘆席上或竹篓中候微溫草蒿覆五六日後黃衣過滿爲度取晒簸淨水拌乾濕得所以汁出染指爲準築實甕中桑葉厚蓋三寸泥封晒七日取出曝一時又水拌入甕如是九次再蒸過攤晒稍乾隔宿磁甕收貯

△降類

白前　甘草水浸一伏時揀冷者焙用

硃砂　研細水飛淨

葶藶子　糯米炒去米勿傷胃氣蜜水製制其峻甘草水拌炒緩其急鹽水炒行水下氣
郁李仁　酒拌微炒入胆治悸目張不瞑湯先浸去皮尖
厚朴　姜汁炒以消冷積寒痰
胆星　以南星末臘月入黃牛胆中和汁風乾久用
珠參　甘草水泡過蒸用
蘇子　蜜水拌炒潤肺寬腸
西洋參　大便滑泄用土炒製助其降而助其濇也
香櫞　去核切片微炒鹽水製助其降也蜜漬且能和中
紫石英　火煅醋淬水洗入血分
鉛丹　黑鉛加硝黃礬鍊成丸以水漂去鹽硝砂石微火炒紫色攤地上去火毒
青礞石　取堅細青血黑者有白星點硝石礞石等分打碎拌勻入砂鍋煅至硝盡石色如金爲度研細水飛以消頑痰癖結之疾
丹參　酒炒調血土炒濇腸
蜜陀僧　研細水飛入柳木於蜜陀僧鍋中東流水浸透煮一伏時去柳木晒乾用

徐靈胎所調劑五條附錄於後

△方劑離合論

方之與藥似合而實離也得天地之氣成一物之性各有功能可以變易血氣以除疾病此藥之力也然草木之性與人殊體入人腸胃何以能如人之所欲以致其效聖人爲之製方以調劑之或用以專攻或用以兼治或相轉者或相反者或相用者或相制者故方之既成能使藥各全其性亦能使藥各失其性操縱之法有大權焉此方之妙也若夫按病用藥藥雖切中而立方無法謂之有藥無方或守一方以治病方雖良善而其藥有一二味與病不相關者謂之有方無藥譬之作書之法用筆已工而配合顛倒與夫字形俱備而點畫不成者皆不得謂之能書故善醫者分觀之而無藥弗切於病情合觀之而無方不本於古法然後用而弗效則病之故非醫之罪也而不然者即偶或取效隱害必多則亦同於殺人而已矣至於方之大小奇偶之法則內經詳言之茲不復贅云

△古方加減論

古人製方之義微妙精詳不可思議蓋其審察病情辦別經絡參考藥性斟酌輕重其於所治之病不爽毫髮故不必有奇品異術而沉痼艱險之疾投之輒有神效故漢以前之方也但生民之疾病不可勝窮

若必每病製一方是曷有盡期乎故人卽有加減之法其病大端相同而所視之症或不同則不必更立一方卽於是方之內因其現症之異而爲之加減如傷寒論中治太陽病用桂枝湯若見項背强者則用桂枝加葛根湯喘者則桂枝加厚朴杏子湯下後脉促胸滿者桂枝去白芍湯更惡寒者去白芍加附子湯此猶以藥爲加減者也若桂枝麻黃各半湯則以兩方爲加減矣若發奔豚者用桂枝爲加桂枝湯則又以藥之輕重爲加減矣然一二味加減雖不易本方之名而必明著其加減之藥若桂枝湯倍用芍藥而加飴糖則又不名桂枝加飴糖而爲健中湯其藥雖同而義已別則立名亦異古法之嚴如此後之醫者不識此義而又欲托名用古取古方中一二味則卽以某方目之如用柴胡則卽曰小柴胡湯不知小柴胡之力全在人參也用猪苓澤瀉卽曰五苓散不知五苓之妙專在桂枝也去其要藥雜以他藥而仍以某方目之用之而不效不知自咎或則歸咎於病或則歸咎於藥以爲古方不可治今病嗟呼卽使果識其病而用古方支離零亂豈有效乎遂相戒以爲古方難用不知全失古方之精義故以病毫無益而反有害也然則當何如曰能識病情與古方合者則全用之有別症則據古法加減之如不盡合則依古方之法將古方所用之藥而去取損益之必使無一藥之不對症自然不背於古人之法而所投必有神效矣

△方劑古今論

後世之方已不知幾億萬矣此皆不足以名者也

昔者聖人之製方也推藥理之本源識藥性之專能察氣味之從逆審臟腑之好惡合君臣之配耦而又探索病源推求經絡其思遠其義精味不過三四而用變化不窮聖人之智真與天地同體非人心思想所能及也上古至今千聖相傳無敢失墜至張仲景先生復申明用法設爲問難註明主治之症其傷寒論金匱要略集千聖之大成以承先而啓後萬世不能出其範圍此之謂古方與內經並垂不朽者其前後名家如倉公扁鵲華陀孫思邈諸人各有師承而淵源又與仲景微別然猶自成一家不能與靈素本草一線相傳爲宗枝正脈耳既而積習相仍每著一書必自撰方千百唐詩諸公用藥雖博已乏化機至如宋人並不知藥其方亦板實膚淺元時號稱極盛各立門庭徒騁私見迨乎前明蹈襲元人緒餘而已今之醫者動云古方不知古方之稱其指不一若謂上古之方則自仲景先生流傳以外無幾也如謂宋元所製之方則其可法可傳者絕少不合法而荒謬者甚多豈可奉爲典章若謂自明人以前皆稱古方則其方不下數百萬夫常用之藥不過數百品而爲方數百萬隨拈幾味皆可成方何必定云某方也嗟嗟古之方何其嚴今之方何其易其間亦有奇巧之法用藥之妙未必不能補古人之所未及其中更有違經背法之方反足貽害安得有學之士爲之擇而存之集其大成刪其無當實千古之盛舉余蓋有志而未逮矣

△古今方劑大小論

今之論古方者皆以古方分兩太重爲疑以爲古人氣體厚故用藥宜重不知此乃不考古而爲此無稽之談也古時升斗權衡歷代各有異同而三代至漢較之今日僅十之二如桂枝湯乃傷寒大劑也桂枝三兩芍藥三兩甘草二兩共八兩二八不過一兩六錢爲一劑分作三服則一服不過今之五錢三分零他方間有藥品多而加重者亦不過倍之而已今人用藥必數品各一二錢或三四錢則反用三兩外矣更有爲知妄人用四五兩作一劑近人更有用熟地八兩爲一劑者尤屬不倫用丸散亦然如古方烏梅丸每服如桐子大二十丸今不過四五分若今人之服丸散則用三四錢至七八錢不等矣末藥只用方寸七不過今之六七分今亦服三四錢矣古人之用藥分兩未嘗重於今日而謬說相傳方劑日重即此一端而荒唐若此況其深微者乎蓋既不能深思考古又無名師傳授無怪乎每舉必成笑談也

△煎藥法論

煎藥之法最宜深講藥之效不效全在乎此夫烹飪禽魚羊豕失其調度尚能損人況藥專以之治病而可不講乎其法載於古方之末者種種各殊如麻黃湯先煎麻黃去沫然後加餘藥同煎此主藥當先煎之法也而桂枝湯又不必先煎桂枝服藥後須啜熱粥以助藥力又一法也如茯苓桂枝甘草大棗湯則以甘瀾水先煎茯苓如五苓散則以白飲和服後又當多飲煖水小建中湯則先五味去渣而後納飴糖

大柴胡湯則煎減半去滓再煎柴胡加龍骨牡蠣湯則煎藥成而後納大黃其煎之多寡或煎水減半或十分煎去二三分或只煎一二十沸煎藥之法不可勝數皆各有意義大都發散之藥及芳香之藥不宜多煎取其生而疏盪補益滋膩之藥宜多煎取其熟而停蓄此其總決也故方藥雖中病而煎法失度其藥必無效蓋病家之常服藥者或尚能依法爲之其粗魯貧苦之家安能如法製度所以病難愈也若今之醫者亦不能知之法況病家乎

方劑分量輕重論

夫升斗權衡古今各有不同漢時有銅量六升只容今之一升二合也足見前之十分可折今之二分錢天來云漢之一兩即今之二錢七分也一升即今之二合半也汪苓友云古云銖者六銖爲一分即二錢半二十四銖爲一兩也云一升者即今之大白盞也古方全料謂之一劑三分之一謂之一服程扶生云古以二十四銖爲一兩一兩分爲四分六銖爲一分計二錢五分所謂十八銖者蓋三分之重古之七錢半也千金本草以古三兩爲今一兩古之三升今之一升。時代各異非古人之用重而今之用輕也如傷寒論金匱要略之方所用桂枝每劑極重不過四兩以十分之二折之不過八錢勻爲三服每服只用二錢六分六厘零亦有用一兩者折之不過二錢勻再服每服只用一錢即右羔所用一劑極重不過一觔折之不過三兩二錢勻爲三服每服只用一兩六錢六分零亦有用六銖者盡劑服之不過五分耳今人不肯稍用心機於藥物之氣味毫無研究致不知方義雖曰師傳難保其不以訛傳訛其自作聰明者更不待言矣有桂枝用至四五錢石羔用至半觔初服無效則愈加愈多以顯其胆量便見其功能即病雖有減傷及他臟亦不之知待增劇時診之反咎其復而病家亦以爲然經云中病則止竟未之聞木香薄荷氣味芳香其性輕浮且忌久煎方能疏調今有用至錢半者薄荷多用則過散傷神木香多用則耗氣劫液非藥之害人乃不善用之害也脾氣不足用高麗參太極參人見稍振以爲對病竟用五六錢而不知過多則反壅氣種種有方無法目擊心傷始將所採藥物略擬常用分量並特別分量或輕或重以爲製方之則學者當究心默識即不負藥物之功能矣

△寒類

藥物配用分量

生地黃　輕劑二錢至三錢重劑四錢至六錢絞汁用至一兩

枯條芩　輕劑一錢至錢半重劑二錢至三錢　山豆根　輕劑一錢重劑錢半

川雅連　輕劑五分至七八分重劑用一錢　黑漏蘆　輕劑一錢重劑二錢

白頭翁　輕劑錢半至二錢重劑用三四錢　金星草　輕劑一錢重劑二錢

泡苦參　輕劑錢半至二錢重劑三錢至五錢　小綠豆　輕劑三錢重劑八錢

藥名	用量	藥名	用量
麥門冬	輕劑錢半至三錢重劑用至五六錢	人中黄	輕劑七八分重劑錢半
蘆笋根	輕劑三錢至五錢重劑至一兩	愼火草	輕劑一錢劑重二錢
漂青黛	輕劑七分至一錢重劑錢半至二錢	馬齒莧	輕劑三錢重劑六錢
乾槐角	輕劑一錢至二錢重劑用至四錢	紫草茸	輕劑一錢重劑二錢
槐花	輕劑錢半至二錢重劑用至三錢	大青葉	輕劑一錢重劑三錢
凌霄花	輕劑一錢重劑用至二錢	雪裡青	輕劑一錢重劑錢半
綠蘆薈	輕劑七八分重劑用至錢半	萬年青	煎漱用二錢
天花粉	輕劑二錢至三錢重劑四錢至六錢	車前子	輕劑錢半重劑二錢
北沙参	輕劑錢半至三錢重劑用至五錢	輕粉	外角
石羔	輕劑錢半至八錢重劑一兩至三四兩	水銀	外用
昆布	輕劑一錢至錢半重劑用至三錢	牛黄	輕劑一分重劑三分
白菊花	輕劑五分重劑一錢至錢半	戎鹽	輕劑三分重劑五分
藜蘆	輕劑五分七分重劑一錢	石燕	輕劑一錢重劑一半
蚌殼	輕劑三錢重劑五錢亦多外用	雷丸	輕劑一錢重劑二錢

寒水石　輕劑錢半重劑至三錢

大鱉甲　輕劑四錢至六錢重劑用至一兩

紫花地丁　輕劑三錢重劑至八錢

紫背浮萍　輕劑錢半二錢重劑用至四錢

白頭蚯蚓　輕劑錢半重劑用至三錢

蚯蚓泥　輕劑五分重劑用至一錢

猪胆汁　輕劑二茶匙重劑一湯匙

魚胆鱧　輕劑一茶匙重劑三茶匙

青魚胆　輕劑一茶匙重劑二茶匙

犀角尖蒡　輕劑七分重劑用至三錢剉末用

羚羊尖角　輕劑七分重劑用至三錢剉末用

土牛膝　輕劑一錢重劑用至二錢

白蘚皮　輕劑錢半重劑用至三錢

蘇茵陳　輕劑錢半重劑用至四錢

霍梅葉　普通用錢半

善達菜　普通用錢半

白馬溺　輕劑半盞重劑一盞

雞屎白　輕劑一錢重劑錢半

熊胆　外用

蕎麥　輕劑錢半重劑至三錢

螻蛄　輕劑一錢重劑錢半

地漿水　輕劑半盞重劑一盞

大薊根　輕劑一錢重劑錢半

小薊根　輕劑一錢重劑錢半

山茶花　輕劑錢半重劑三錢

白鉛粉　輕劑三分重劑五分

元寶花　常用錢半

竹瀝　輕劑半湯瓢重劑一湯瓢零半湯瓢

硼砂　輕重至二三分多外用

△熱類

北乾姜　輕劑五分至一錢重劑錢半至二錢救送可用至五錢

川附子　輕劑一錢至錢半重劑三錢至五錢救送可用至一兩

烏頭附子之母　輕劑一錢至錢半重劑用至二三錢

烏頭尖　輕劑七分至一錢重劑錢半

蘄艾茸　輕劑一錢重劑二錢

胡椒子　輕劑二分重劑四分多外用

吳茱萸　輕劑七八分重劑用至二錢

高良羌　輕劑七八分重劑用至二錢

黑姜炭　輕劑六七八分重劑用至錢半

草烏頭　輕劑一錢重劑用至二錢

石硫黃　輕劑三分重輕五分多外用

△溫類

樟腦　外用

砒石　外用

棉油子　外用

硇砂石　外用

白荳蔻　輕劑四分重劑八錢分

草果仁　輕劑一錢重劑二錢

海狗腎　輕劑七八分重劑一錢

荔枝肉　輕劑二枚重劑四枚

蓽撥　輕劑五分重劑七八分

大風子　輕劑一錢重劑用至一錢

上肉桂　輕劑一分五厘至二分重劑用至七八分

紅荳蔻　輕劑七八分重劑一錢
天雄　輕劑一錢重劑用至二錢
藿香梗　輕劑七八分重劑錢半
蕪荑　輕劑一錢重劑用至二錢
荷花瓣　輕劑五片重劑九片
茵宇　輕劑一錢重劑錢半
六神麯　輕劑一錢重劑用至二錢
蚕砂　輕劑六七分重劑一錢
大麥芽　輕劑一錢重劑用至二錢
桃梟　輕劑一粒重劑二粒
旱穀芽　輕劑一錢重劑用至三錢
松花　輕劑七八分重劑用至錢半
泡蒼朮　輕劑一錢至錢半重劑用至三錢
煨姜　輕劑七八分重劑二三錢
五加皮　輕劑錢半重劑用至二錢
虎骨　輕劑錢半重劑三錢
蘇薤白　同
虎肚　輕劑三錢重劑五錢
大腹皮　輕劑錢半重劑用至三錢
麝香　輕劑一厘重劑三厘
宣木瓜　同
杉木　輕劑八錢重劑一二兩煎洗取油隨用
明天麻　同
草荳蔻　輕劑一錢重劑錢半
穀精草　同
松毛　輕劑二錢重劑五七錢
刺蒺藜　輕劑一錢重劑用至三錢
松節　洗用

豆油　外用

楊梅　外用

海水　外用

鉅糖油　外用

茶油燈花　外用

淨銀硃　重至三分多外用

大茴香　輕劑七八分重劑錢半

小茴香　輕劑七八分重劑錢半

白木香　輕劑三分五厘重劑七分

陳桔皮　輕劑七八分重劑錢半

黃皮果　輕劑五粒重劑九粒

佛手柑　輕劑三分重劑七分

海螵蛸　輕劑錢半重劑四錢

百草霜　輕劑四五分重劑一錢

縮砂仁　輕劑四五分重劑用至一錢

砂仁殼　輕劑四分重劑用至八分

遠志肉　輕劑五分重劑八分

使君子　輕劑一錢重劑二錢

明雄黃　輕劑四五分重劑一錢

鼓子花　輕劑一錢重劑錢半

台烏藥　輕劑一錢重劑二錢

香三奈　輕劑六七分重劑一錢

白檀香　輕劑五分重劑八分

紫蘇梗　輕劑七八分重劑錢半

蘇合香　輕劑三分重劑五分

媚酣草　輕劑八分重劑錢半

降真香　輕劑一錢重劑錢多外用

亂髮灰　輕劑六七分重劑一錢

釜臍墨　輕劑四五分重劑八分
嚴米醋　輕劑一湯瓢重劑一盞
茺蔚子　輕劑一錢重劑二錢
鹿肚石　輕劑八分一錢重劑錢半
天仙藤　輕劑一錢重劑二錢
豪猪肚　輕劑二三錢重劑五六錢
芥菜薹灰　輕劑一錢重劑二錢
羊肚棗　輕劑一錢重劑二錢
木棉花灰　輕劑七八分重劑一錢
金鳳花　重至一錢多外用
製香附　輕劑一錢重劑二錢
枸桔葉　輕劑一錢重劑二錢
老飴糖　輕劑五錢重劑一兩
青葱葉　輕劑一莖重劑九莖
白丁香　重至一錢多外用
松烟墨　磨濃汁一湯瓢
松香脂　重至一錢多外用
蜈　蚣　輕劑一錢重劑錢半
化州桔皮　輕劑六七分重劑一錢
白花蛇　輕劑錢半重劑三四錢
黃大豆　輕劑二錢重劑四五錢
赤　箭

△清　類

鮮竹茹　輕劑二錢重劑四錢
冬瓜貝子　輕劑錢半重劑三錢
鮮竹葉　輕劑三十片重劑七八十片
冬白蜜　輕劑三錢重劑五錢

淡竹葉　輕劑二錢重劑四錢

蘇百合　輕劑二錢重劑四錢

枳椇子　普通用一錢至錢半

蓮子心　輕劑十四條重劑二十四條

川貝母　輕劑一錢錢半重劑三錢

乾藕節　輕劑三錢重劑六錢

人中白　輕劑四分重六七分

赤小豆　輕劑二三錢重劑五錢

結茯苓　輕劑二錢重劑五錢普通用三錢

土茯苓　輕劑二錢重劑五錢普通用三錢

土茵蔯　輕劑錢半重劑三錢

海桐皮　輕劑錢半重劑二三錢

川萆薢　輕劑錢半重劑三錢

淨粳米　輕劑三四錢重劑七八錢

貫　衆　輕劑錢五重劑三錢

茶　葉　普通用一小撮

薔薇根　普通用一錢

薏米仁　輕劑三錢重劑五六錢

開金鎖　普通用錢半

豨簽草　輕劑錢半重劑三錢

雙鈎藤　輕劑一錢重劑二錢

黑芝蔴　輕劑一錢重劑四錢

柏子仁　輕劑錢半重劑三錢

梁上塵　輕劑一錢重劑二錢

大麥芽　普通用錢半至二錢

馬兜鈴　輕劑錢半重劑三錢

叭噠杏　普通用錢半至二錢

枇杷葉　輕劑二三錢重劑四錢

牛蒡子　普通用錢半
木槿皮　普通用錢半
青蒿子　普通用錢半
石決明　輕劑五六錢重劑八錢至一兩
金鈴子　輕劑錢半或用二枚重劑二錢
忍冬籐　輕劑三四錢重劑用至八錢
板藍根　輕劑一錢錢半重劑用至三錢
空青石　輕劑錢半重劑三錢
白蔻仁　普通用錢半至二錢
夜明砂　普通用一錢至錢半
飛硃砂　普通用三分至五分冲用
直殭蠶　普通用錢半至二錢
黃瓜霜　外用
露蜂房　普通用錢半

天精草　輕劑錢半重劑三錢
蘇白薇　輕劑一錢錢半重劑三錢
絲瓜絡　普通用四五寸
魚腥草　普通用錢半外洗隨用
綠枳殼實　輕劑一錢重劑用至二錢
木鱉子　外用
白苧根　輕劑錢半重劑三錢
茯苓皮　輕劑三錢重劑九錢
山楂子　普通用錢半
蜜蒙花　普通用三錢
蟬退身　普通用五个至七个
草決明　普通用錢半至二錢
軟馬勃　普通用錢半線紮
槐　膠　普通用錢半

冬瓜皮　普通用三錢至五錢　冬蟲夏草　普通錢半

楓香脂　普通用錢半多外用　鹹砂　普通用錢半二錢

鮮橄欖　普通用二三枚　綠礬　重至七分

蜜休　普通用至一錢　螺螄殼　普通用二三錢　多外用

無名異　普通用錢半二錢　燕脂　多外用

痲油　內服少許多外用　糞蛆　普通用一錢

海蛇　普通用錢半　麥麪粉　隨用

金銀花　輕劑三錢重劑五錢　半天河　隨用

馬蘭草　輕劑乙錢重劑錢半　木芙蓉　外用

陳敗醬　輕劑一錢錢半重劑三錢

冉蛇胆　輕劑半個重劑一個

補類

人參　輕劑一錢重劑至三錢　黃精　輕劑錢半重劑三四錢

高麗參　輕劑一錢重劑用至三錢　野白朮　輕劑一錢錢半重劑三錢

太極参　輕劑一錢錢半重劑三四錢

淮山藥　輕劑錢半二劑重劑三四錢

潞黨参　輕劑錢半至三錢重劑五六錢

白扁豆　輕劑三錢重劑五錢

蘇黨参　輕劑二三錢重劑五六錢

種白朮　輕劑錢半重劑三錢特别用至五六錢

炊福参　普通用三錢至五錢

粉甘草　輕劑五七分重劑一錢錢半

西洋参　普通用一錢至二錢

明玉竹　輕劑二三錢重劑四錢

蘭　棗　普通用二枚至四枚

巴戟天　輕劑錢半重劑三錢

紅　棗　普通用二枚至四枚

白沙糖　普通用三錢至五錢

蚕　豆　普通用三錢至八錢

零餘子　輕劑錢半重劑三錢

高　粱　普通用三錢至八錢

女貞子　輕劑錢半重至三錢五錢

糯　米　普通用三錢至八錢

敗龜板　輕劑五六錢重八錢至一兩

紫沙糖　用三錢至五錢

覆盆子　輕劑錢半重二錢五分

牛乳汁　用半盞至一盞

拘杞子　輕劑錢半重三錢

牛骨髓　用五錢至一兩

蛇床子　輕一錢重二錢

兔絲子　用錢半至二錢。

鹿　茸　輕四五分重一錢

鹿角　普通一錢至三錢
鹿角膠　普通用一錢至三錢
麋角　普通用一錢至三錢
肉從蓉　普通用錢半至二錢
淫羊藿　普通用錢半至二錢
瑣陽　普通用錢半
陽起石　普通錢半至二錢
胡盧巴　普通用錢半至三錢
秋石　普通用五分
白蒺藜　普通用錢半至三錢
活滋石　普通用錢半至三錢
旱蓮子　普通用錢半至三錢
粟子　普通用三五枚
桑葚　普通用三錢

麋茸　輕五七分重錢半
金毛狗脊　輕錢半重三錢
胡桃肉　輕錢半重二錢
骨碎補　輕錢半二錢重三四錢
川續斷　輕錢半二錢重三四錢
黃芪　輕三錢重五錢八錢
熟地黃　輕三錢重六錢
阿膠　輕錢半重三錢
川杜仲　輕錢半二錢重四五錢
黑穭豆　輕三四錢重五六錢
綠心豆　輕三四錢重五六錢
乾地黃　輕二三錢重五六錢
白葡萄　輕三四錢重七八錢
黑大豆　輕三四錢重五六錢

當歸中　普通用錢半至二錢　　童便尿　輕半盞重一盞
何首烏　普通用三錢至五錢　　白木耳　普通用五分至錢半
落花生　普通用五錢至一兩　　龍眼肉　普通用七枚至十四枚
珠参　普通用錢半至三錢　　泡仙茅　普通用錢半
人乳計　普通半盞至一盞　　石鍾乳　普通用一錢至錢半
鮑魚　普通用三錢至五錢　　韭菜子　普通用一錢至錢半
白燕窩　普通用錢半至三錢燕碎用五錢　　雀卵　普通用一枚

瀉類

大元参　輕劑三錢重劑五六錢紋計可用一兩
元明粉　輕劑五七分重劑錢半　　赤芍藥　普通用一錢至二錢
肥知母　輕劑一錢錢半重劑三錢　　花檳榔　普通用錢半至二錢
白茅根　輕劑三錢重劑五六錢　　龍胆草　普通用錢半
山梔子　輕劑錢半重劑三錢　　連翹壳　普通用錢半至二錢
甘遂　輕劑三五分重劑七八分　　連翹心　普通用錢半

大戟　輕劑三五分重劑七八分
芫花　輕劑三五分重劑七八分
泡澤瀉　輕劑錢半重劑三四錢
葶藶子　輕劑一錢重劑二錢
黑牽牛　輕劑九七分重劑一錢
斑貓　重劑七分至一錢多外用

通類

錦大黃　輕劑一錢錢半重劑三錢
桑寄生　輕劑一錢重劑二錢
冬桑葉　輕劑七八分至一錢重劑錢半
郁李仁　輕劑錢半重劑三錢
苦杏仁　輕劑錢半重劑三錢
尖桃仁　輕劑一錢重劑二錢半
西紅花　輕劑五七分重劑錢半

粉丹皮　普通用錢半
瓦楞子　普通用錢半
土瓜根　普通用一錢至錢半
桑白皮　普通用錢半至三錢
商陸　輕劑五七分重劑一錢

巴豆仁　重劑用至一錢
鳳仙子　重一錢多外用
茺蔚草　普通用一錢錢半
萹蓄草　普通用錢半三錢
楮實子　普通用錢半
肥豬苓　普通用二錢至三錢
海松子　普通用錢半

蓬莪述　輕劑一錢重劑錢半
蓖麻子　輕劑一錢重劑二錢
蒲扇灰　輕劑七八分重劑錢半
葱白　輕劑一莖重劑三莖
皂角　輕劑七八分重劑錢半
瞿麥　輕劑錢半重劑三錢
芒硝　輕劑五七分重劑錢半
馬鞭草　普通用錢半至二錢
穿山甲　普通用錢半
皂角子　普通用錢半
榆白皮　普通用錢半至二錢
白茅鍼　普通用一錢
白辛夷　普通用一錢至錢半
明乳香　普通用一錢至錢半

石葦草　普通用錢半至三錢
小桑枝　用一錢至二錢
漢防己　用錢半至二錢半
地膚子　用錢半至二錢
原滑石　用二錢至六錢
白燈草　用十四條至二十一條
白木通　用一錢至錢半
白通草　用錢半至二錢
海金沙　用錢半至二錢
冬葵子　用錢半
大麻仁　用三錢
淮牛膝　用錢半至三錢
赤茜草　用錢半
延胡索　用錢半

劉寄奴　普通用一錢

續隨子　普通用一錢至錢半

蒲黃　普通用八分至錢半

荆三稜　普通用一錢至錢半

阿魏　普通用一錢至錢半

八角金盤　普通用錢半

琥珀　普通用一錢至二錢

䗪蟲　重劑用十個

馬蛭　重劑用五個

蝱蟲　重劑用五個

澁類

萬年松　普通用錢半至二錢

側柏葉　輕劑一二錢重劑四五錢

建蓮子　普通用七枚至十四枚

白蓮鬚　輕劑錢半重劑三四錢

椿根皮　普通用錢半至二錢

赤石脂　輕劑五錢重劑八錢

石榴花　普通用錢半至三錢

乾地榆　輕劑錢半重劑四錢

肉荳蔻　普通用一錢至錢半

破故紙　輕劑錢半重劑三錢

無食子　普通用一錢至二錢

禹餘糧　輕劑三四錢重劑六錢

西秦皮　普通用一錢至錢半

蘇芡實　輕劑錢半二錢重劑四錢

金櫻子　普通用錢半至三錢

川石斛　輕劑二錢重劑四錢

益智仁　普通用錢半至二錢　　白龍骨　輕劑錢半二錢重劑五六錢

雞冠花　普通用三錢　　天南燭　輕劑錢半重劑三錢

桑螵蛸　普通用錢半　　南燭子　輕劑錢半重劑三錢

白菓仁　普通用七枚至十四枚　　白礬石　輕劑五分重劑一錢

桑　花　普通用一錢　　花蕊石　輕劑錢半重劑三錢

孩兒茶　外用　　石棗肉　普通用錢半至二錢

御米殼　普通用錢半至二錢

收類

訶藜勒　輕劑錢半重劑三錢　　陳壁土　配製隨用

白芍藥　輕劑錢半重劑三錢　　爐甘石　多外用

白　芨　輕劑一錢重劑二錢　　五味子　普通用五分至七八分

白龍齒　輕劑錢半重劑至六錢　　酸棗仁　普通用錢半至三錢

石榴皮　輕劑錢半重劑三四錢　　肥烏梅　普通用二枚至四枚

左牡蠣　輕劑一二三錢重劑五六錢煅用錢半至三錢　　五倍子　普通用一錢至錢半

麻黃根　輕劑錢半重劑二錢　　浮小麥　普通用錢半至三錢

真珠　輕劑三分重劑七分　　白歛　普通用錢半至三錢

血竭　重至一錢　　棕櫚　普通用錢半灰用一錢

白臘　多外用　　古壙灰　重至二錢多外用

黃臘　多外用　　石灰　重至錢半多外用

散類

毛柴胡　輕劑七八分一錢重劑至二錢　　薄荷葉　普通用五分至七分

紫蘇葉　輕劑七八分　重劑至錢半　　自然銅　普通用錢半

荊芥穗　輕劑七八分一錢重劑至二錢　　荔枝核　普通用二枚至四枚

蒲公英　輕劑錢半　重劑至三錢　　大蓁艽　普通用錢半至二錢

石楠葉　輕劑一錢錢半　重劑至二三錢　　香白芷　普通用一錢至錢半

老生姜　輕劑二片約一錢重劑至二錢姜汁輕劑二三滴特別用一湯瓢

北細辛　輕劑五七分　重劑至一錢　　蓁椒　普通用七八分至一錢

川撫芎　輕劑一錢錢半　重劑至二三錢　　側子　普通用一錢

南查肉　輕劑錢半　重劑至二三錢查炭同

旋覆花　輕劑一錢錢半　重劑至二錢

黃鬱金　輕劑八分一錢　重劑至錢半

天南星　輕劑六七分　重劑至一錢錢半

皂角刺　輕劑一錢　重劑至二錢

射干　輕劑一錢錢半　重劑至二三錢

蘇木　普通用一錢至二錢

血見愁　洗用

白芥子　普通用一錢至錢半

青桔葉　普通用一錢至錢半

龍腦香　普通用三分多外用

蜀漆　普通用錢半

蟹爪　普通用二三錢

升類

川椒目　普通七分至錢半

陳香櫞　普通一錢至錢半

蒼耳子　普通一錢至錢半

澤蘭草　普通一錢至錢半

青桔皮　普通五分至一錢

胡桐淚　普通錢半

五靈脂　普通一錢至錢半

赤沒藥　一錢至錢半多外用

夏枯草　普通錢半至二錢

山慈姑　普通錢半

水仙頭　多外用

川升麻　輕劑五七分　重劑一錢至錢半　青菊葉　普通用錢半至二錢

粉葛根　輕劑錢半二錢　重劑三錢特別用四錢　薄荷梗　普通用五七分

麻黃莖　輕劑七八分　重劑錢半特別用二錢　堅常山　普通用錢半

淡豆豉　輕劑一錢錢半　重劑至三錢　木賊草　普通用一錢至錢半

荷　葉　輕劑錢半　重劑三錢　天名精　普通用一錢至錢半

川石蒲　輕劑三五分　重劑八分至一錢　蔓荊子　普通用一錢至二錢

甜瓜蒂　輕劑五七分　重劑一錢至錢半　川羌活　普通用一錢至二錢

苦桔梗　輕劑一錢至錢半重劑三錢　軟防風　普通用八分至一錢錢半

黃獨活　輕劑一錢至錢半重劑二錢（羌獨並用各一錢）　西河柳　普通用八分至一錢

小桂枝　輕劑七八分至一錢重劑錢半至二錢　荷　蒂　普通用一個

香藁本　普通用一錢至錢半　參　蘆　普通用一錢

胆　礬　重至錢半多外用　水楊柳枝普通用八分至一錢

降類

括樓仁　輕劑三錢　重劑五六錢通腸乾者佳　川黃柏　普通用一錢至錢半

川厚朴　輕劑七八分至一錢重劑至二錢
煑半夏　輕劑錢半　重劑二錢至三錢
浮海石　輕劑三錢　重劑五六錢
天門冬　輕劑一錢錢半　重劑三錢至五錢
舊胆星　輕劑七八分　重劑一錢至錢半
白石英　輕劑錢半二錢　重劑三錢至五錢
紫石英　輕劑錢半二錢　重劑三錢至五錢
地骨皮　輕劑錢半二錢　重劑至五錢
黑沈香　輕劑五七分　重劑一錢至三錢均分冲或分後入、
青礞石　輕劑一錢　重劑錢半
代赭石　輕劑錢半、　重劑二錢至三錢
胡蘿蔔　普通用三錢至五錢
原蓮房　普通用一個
食　鹽　普通隨用少許約三四分

蛤蚧尾　普通用一合
黑　鉛　普通一錢至錢半
香　欒　普通用三分至五分
柿　蒂　普通用五介至七介
紫蘇子　普通用錢半至二錢
竹瀝鹽　普通用三分冲
堅白前　普通用錢半至二錢
李根皮　普通用錢半至二錢
刀豆子壳普通用錢半至三錢
萊菔子　普通用錢半至三錢
公丁香　普通用一錢至錢半
蜜紫苑　普通用三錢至四錢
款冬花　普通用錢半至三錢

凡用藥分量之輕重乃察物性質之厚薄如芳香之品不耐久煎數沸至香氣外吐不必用多味苦之藥有碍於胃過辛之味亦恐傷肺用之從輕金石介類重質之物必須久煎非從重氣味難出輕則無效上升之藥其氣輕易於表揚故不宜多下滲之藥其道遠難以速達亦不可少塡補不妨重攻破不妨輕大抵性質輕味厚者當用輕質重味薄者當用重苗芽用輕枝節用重有毒者暫用無毒者常用開水冲之有味有色及無色有味者用輕無味而無色者用重自然之理也以此類推立方調劑使藥力各盡其長若應輕而反重則越病所反損他經應重而反輕不能中病致成痼疾故於藥物貴考其氣味性質因知其才量功能用之無不切合病情絲絲入扣

服藥食禁

甘草 忌猪肉 菘菜 海菜○蒼耳子 忌猪馬肉米○消黃連 忌猪肉○桔梗 烏梅 均忌猪肉○仙茅 忌牛肉牛乳○半夏 葛蒲 忌羊羊肉血飴糖。牛膝 忌牛肉○陽起石 雲母 鐘乳 硇砂 礬石 均忌羊血○商陸 忌犬肉○丹砂 空青石 輕粉 均忌一切血○吳萸 忌猪心猪肉○地黃 何首烏 忌一切血並葱蒜蘿蔔○補骨脂 忌猪血○細辛 藜蘆 忌狸肉 並生菜○荆芥 忌驢肉及一切無鱗魚蟹○紫蘇 天冬 丹砂 龍骨 忌鯉魚鯽巴豆 忌野猪肉及菰筍蘆筍醬豉冷水○蒼米 白米 忌雀肉青魚菘菜桃李○薄荷 忌鱉肉○麥冬 忌鯽魚○

常山 忌生葱生菜○牡丹 忌蒜胡荽。附子 烏頭 天雄 忌鼓汁稷米○厚朴 蓖麻○忌炒豆○鱉甲 忌莧菜○威靈仙 土茯苓 忌麪湯茶○龜板 鱉甲 麋 鹿茸角 均忌豬肉 飴糖 吳萸 忌猪心猪肺○蕎麥 忌猪羊肉並忌雉肉黃魚○生羌 韭薤 忌牛馬肉蜜○牛乳 忌酸物○生羌 桔皮 芥子 忌兔肉○胡桃 本耳 忌雉肉野鴨○棗 忌螃蟹葱魚 檳榔○忌橙桔○楊梅 忌生葱

妊娠禁服諸藥 有不得已用者病機轉則止勿過服也經云有故無損亦無損中病則止

烏頭 天雄 側子 沒藥 野葛 肉桂 巴豆 大戟 芫花 藜蘆 牛膝 皂莢 牽牛

厚朴 槐子 桃仁 丹皮 茜草 茅根 乾漆 瞿麥 薗茹 赤箭 三稜 半夏 鬼箭

通草 紅花 蘇木 麥蘖 葵子 常山 代赭 水銀 錫粉 硃砂 硇砂 砒石 芒硝

硫黃 雄黃 水蛭 蝱蟲 斑蝥 蜘蛛 螻蛄 蜈蚣 蛇脫 蟬退 牛黃 麝香 澤蘭

蟹爪 丹參 蒲黃 莪蒁 敗醬 柞木 南星 三七 漏蘆 大黃 鬼臼 射干 商陸

茄子 木通 石蟹 石燕 乳香 皂角 慈姑 薏米並根

五靈脂 益母草 淡竹根 燈心草 刺蒺藜 劉寄奴 真阿魏 亭歷子 馬鞭草 王爪根

鳳仙子 蓖麻子 自然銅 花蕊石 榆白皮 火麻仁 續隨子 雲母石 小麥糵 黑芝麻

王不留行 葧臍每梨 番木鱉馬前子也 附子 穿山甲

終

中國醫學小史

《中国医门小史》引言

《中国医门小史》为福州中医学社教材之一，郑抡编，成书于1933年，分为上下两卷，书前有郑氏自序一篇。郑抡认为“医门久失修葺，堂奥将见倾陷”，乃采录经史、笔记、地志诸书等医史资料编成《中国医门小史》。全书共六章：上古医学之发源、中古医师之踵起、历代医官之建设、历代医政之施行、历代医书之流行、两汉以下名医列传，主要阐述从上古时期至清代的中医药发展史。书中还有不少眉批，或是对书中内容注释，或是对内容的补充，或是针对内容的疑问。

自序

居今日醫道淩夷藩籬盡撤醫門久失修葺堂奧將見傾陷嗣其業者不思鳩工庀材共起經營而醉生夢死毫無心肝尚欲以敗椽破瓦變賣以圖利嗚呼是眞不將先世基業敗壞無餘不止矣何也吾國自伏羲氏發明醫學神農氏嘗味草木軒轅氏傳保靈蘭祕典古聖人繼往開來拯救民疾惠澤無窮歷代帝王深體此意各知尊重特設專官以掌之並著政令而行之甚則載籍留存列與聖經賢傳并重此當時軌道尚正無有派別因之研求斯學代有傳人四千餘年間繼繼承承各呈成績今則遷流所極異學爭鳴風雨飄搖一路荊棘迷信西醫者恣行攻擊以爲宜即取銷用快其志吾得簡直出之大聲疾呼以告世人曰醫之厄運至此是皆吾同輩之罪有激而使然也嚮者醫知以活人爲務與吾儒道最切果能正本清源早窺門徑各將神農黃帝扁鵲仲景遺書深爲探索上求聖賢立意以明夫陰陽造化之會歸旁及千金外臺河間東垣丹溪諸善本悉心博采以爲療治萬病之準則吾知感痾受診各慶生全醫界增光不少矣即有一二難以救藥法在不治所謂醫能醫病不能醫命亦可告無罪於同胞焉乃予自客遊燕都以至故里歸來閱歷多年徧訪此道苦心孤詣獲同宗旨者固不乏人而權飾妄造虛有其表直稱爲門外漢者實屬不少蓋緣生計逼人未遑斟酌故以僞亂眞害及全體竟得如是結果也爲今之計宜何法以處之曰惟有人人爭自濯磨力求上進些天賦有用之精神日作書淫以雪恥陰陽也表裏也寒熱也虛實也必參之以四時五行臟腑經絡求其

所以受病之處貫徹方針以備吾施治之大法則醫理雖深學力獨到安見文化進步不與古人並駕以齊驅哉自非然者人命至重與吾何宛若非素有研究直造精微忍以個人謀生之故師心自用膽大妄爲置人死地俾神聖相傳絕學日見墜落而成爲晦盲否塞之秋也某也承四世家傳老拙實無所用覩今日醫運若此不禁大抱隱憂因舉平日讀書所得關於醫門眞相源源本本有足爲觀感之資者採掇成篇以公同好耿耿此心豈有他哉所願者抱殘守缺極力闡揚或得爲知所興起之一助焉

中華民國二十二年歲次癸酉七月既望福州中醫學社第四組主任兼教員閩侯鄭掄邁庵甫識於臺江蟄廬之來復齋時年六十有三

中國醫門小史

凡例

一吾國醫門過去歷史裒成全書得資爲後人觀感者至今頗尠嘗考甘伯宗負一時聲望撰歷代名醫姓氏傳由伏羲至唐凡一百二十人其書失傳久矣五代無論已宋元之間通儒踵起對於醫家有無纂輯予甚譾陋殊無所聞惟明代有二人焉一爲祥符李濂曾作醫史十卷一爲吳縣王宏翰亦作古今醫史若干卷其餘傳本不多若古今醫統若醫學入門掄揚先烈均能不遺餘力祇是體例從簡國醫如何發達所以見重於歷代者實少揭出此予定爲六章述而不作詳人所略具有深意閱者諒之

一吾國醫學發源於伏羲畫卦以後皇甫謐作帝王世紀已爲證明雖歷代先醫未嘗提及究竟作書傳世皇甫氏爲一代通儒不能語無根據觀於羅泌作路史亦本其說則可以無疑矣

一自唐虞迄於周秦醫師踵起當不勝枚舉其奈年代久遠載籍未詳無從稽攷即如薳子馮爲令尹楚子使醫視之見諸左傳甯俞貨醫使薄其酖見諸國語醫之姓名無傳只留事實垂後春秋時已若是之難矣此予始以巫咸伊尹終以扁鵲文摯中間略處頗多實有不得已也

一吾國歷代帝王重醫設官誠知當務之急觀於素問書中黃帝以天師尊岐伯又有少師雷

公之稱似皆用官爵行之不過荒遠難稽故寧從略唐虞夏商書多缺點無論已周秦以還官制獨詳考据較易此予直述至前清爲止以見吾國醫之在先世寔有絕大光榮固不如今日之落寞也

一上古發明醫藥均以帝王身任其事俾人民獲免夭札宜乎政治日見刷新也堯舜禹湯之時雖無所聞然其視民如傷人命當不重而自重周公作周官醫政頗詳秦漢六朝判醫藥爲兩事著於明令唐興顯慶中先行倡修本草旋設藥園研究培植法繼又以專科教育教授諸生醫政修明已見實行矣五代亂極諸事不講何有於醫宋以開寶初政即知重修本草嗣因太宗好醫闡發軒岐家業歷世相承不敢或忽醫政粲然可觀無有過於此時也元明兩代範圍略小較於清世重醫之政則已大不同矣此予望古遥集覩今日醫運若斯不禁感慨系之

一吾國醫書自靈素難經流傳之後仲師成傷寒金匱將周秦以前古方歸納在內孫眞人撰千金要方及千金翼方復將六朝各名醫諸方採摭成書王燾撰外臺祕要先論後方揭出古來專門授受之法其餘太平聖惠方簡要濟衆方和劑局方取裁宏富并各家專門著作均由素有經驗而成予在故都多年醫餘之暇獲讀內府各醫書知存者存亡者亡較之四庫全書提要已遺佚過半矣兹爲保存醫部故書起見特由二十四史九通內將書目全行錄出以見歷代醫書流傳不少祇是積漸銷磨良爲可惜或冀好古家藏有善本將來能錄

板以公同好是予私衷所切望焉

一中古醫師踵起旣截至周秦爲止則兩漢以下所有明醫自應盡量發表以資考鏡玆予根據二十四史繼以各子書名家筆記復益以各省省志各縣縣志若其人果有醫術特長治驗奇異並學識深純著書垂後無不廣爲搜羅以見吾國醫之深造有如是者然予編輯之餘目迷五色不禁大增感喟蓋倉公仲師華陀諸賢各承師傳克自樹立成爲萬古有數人物他如宋元明各醫襲國家提倡餘風悉心研究成爲精妙學術其中誠有不亞於前賢者獨至清代二百餘年除傅青主徐靈胎葉天士諸先輩外頗覺此道日漸式微欲求傑出醫材膾炙人口而文獻無徵殊多抱憾此予甯缺無濫以俟來者再續爲是

一是書雖爲六章中國醫門事實已畧備於斯若論近代編史方法必定分門別類層次明白參酌己意纔見時髦予則何敢蓋中醫瀕於今日將次破產矣言無徵不信如再鋪張揚厲啟人疑竇豈不轉貽口實故予獨援山谷評杜詩無一字無來歷之語以爲編輯先例閱者愼勿謂其抄襲成書不肯妄下一筆也幸甚

目錄

中國醫門小史

閩侯鄭掄邁庵編輯　姪則璩璟馨校字

第一章　上古醫學之發源

伏羲氏

帝王世紀伏羲氏仰觀象於天俯觀法於地觀鳥獸之文與地之宜近取諸身遠取諸物於是造書契以代結繩之政畫八卦以通神明之德以類萬物之情所以六氣六腑五臟五行陰陽四時水火升降得以有象百病之理得以類推乃嘗味百草而制九鍼以拯夭枉焉

路史伏羲氏察六氣審陰陽以資之身而四時水火升降得以有象百病之理得以有類於是嘗草治砭以制民疾而人滋信

神農氏

史記三皇本紀補神農氏以赭鞭鞭草木始嘗百草始有醫藥

帝王世紀炎帝神農氏長於姜水始教天下耕種五穀以食之以省殺生嘗味草木宣藥療疾救夭傷人命百姓日用而不知著本草四卷

外紀古者民有疾病未知藥石炎帝始味草木之滋察其寒溫平毒之性辨其君臣佐使之義嘗一日而遇七十毒神而化之遂作方書以療民疾而醫道自此始矣復察水泉甘苦令人知

元辰經云血忌陰陽精氣之辰天上中岳之位亦名天之賊曹也忌針灸五氣並五行之氣也即所謂風燥濕濕涼寒也道甚經云倉穀並名之穀仙行之不体可以長久王莽甚信種五梁禾於殿中各順色置其方面云此黄帝穀仙之術

所避就由是斯民居安食力而無夭札之患天下宜之

通志三皇紀炎帝神農嘗百草之時一日百死百生其所得三百六十物以應周天之數後世取傳爲書謂之神農本草又作方書以療時疾

黄帝

帝王世紀黄帝有熊氏命雷公岐伯論經脈旁通問難八十一爲難經教制九針著內外術經十八卷

路史黄帝有熊氏謂人之生也負陰而抱陽食味而被色寒暑盪之外喜怒攻之內夭昏凶札君民代有乃上窮下際察五氣立五運洞性命紀陰陽極咨於岐雷而內經作謹候其時著之玉版以藏靈蘭之室演倉穀推賊曹命俞跗岐伯雷公察明堂究息脈謹候其時則可萬全命巫彭桐君處方盄餌湔澣刺治而人得以盡年

僦貸季

素問岐伯曰色脈者上帝之所貴也先師之所傳也上古使僦貸季理色脈而通神明合之金木水火土四時八風六合不離其常變化相移以觀其妙以知其要欲知其要則色脈是矣色以應日脈以應月常求其要則其要也夫色之變化以應四時之脈此上帝之所貴以合於神明也所以遠死而近生生道以長命曰聖王

岐伯

靈樞經黃帝問於岐伯曰余子萬民養百姓而收其租稅余哀其不給而屬有疾病余欲勿使被毒藥無用砭石欲以微針通其經脈調其血氣榮其逆順出入之會令可傳於後世必明爲之法令終而不滅久而不絕易用難忘爲之經紀異其章別其表裏爲之終始令各有形先立鍼經願聞其情岐伯答曰臣請推而次之令有綱紀始於一終於九焉

甲乙經序黃帝咨訪岐伯伯高少俞之徒內考五臟六腑外綜經絡血氣色候參之天地驗之人物本之性命窮神極變而鍼道生焉

帝王世紀岐伯黃帝臣也帝使伯嘗味草木典主醫病經方本草素問之書咸出焉

通志三皇紀帝察五運六氣乃著岐伯之問是爲內經或言內經後人所作而本於黃帝

內經序岐伯爲黃帝之臣帝師之問醫著爲素問靈樞總爲內經十八卷唐太僕王冰次註爲醫之祖書脈理病机治法針經運氣靡不詳盡眞天生聖人以贊化育之書也

雷公

素問黃帝坐明堂召雷公而問之曰子知醫之道乎雷公對曰誦而未能解解而未能別別而未能明明而未能彰足以治羣僚不足以治侯王願得受樹天之度四時陰陽合之別星辰與日月光以彰經術後世益明上通神農著至教擬於二皇帝曰善無失之此皆陰陽表裡上下雌雄相輸應也而道上知天文下知地理中知人事可以常久以教衆庶亦不疑殆醫道論篇可傳後世可以爲寶雷公曰請受道諷誦用解帝曰汝受術誦書若能覽觀雜學及於比類通

合道理子務明之可以十全即不能知爲世所怨雷公曰臣請誦脉經上下篇甚衆多矣別異比類猶未能以十全又安足以明之黃帝曰嗚呼遠哉閔閔乎若視深淵若迎浮雲視深淵尚可測迎浮雲莫知其際聖人之術爲萬民式論裁志意必有法則循經守數按循醫事爲萬民副故事有五過四德汝知之乎雷公避席再拜曰臣年幼小蒙愚以惑不聞五過與四德比類形名虛引其經心無以對帝曰凡診者必知終始有知餘緒切脈問名當合男女聖人之治病也必知天地陰陽四時經紀五臟六腑雌雄表裏刺灸砭石毒藥所主從容人事以明經道貴賤貧富各異品理問年少長勇怯之理審於部分知病本始八正九候診必副矣

靈樞經雷公問於黃帝曰細子得受業通於九針六十篇旦暮勤服之近者編絕久者簡垢然尚諷誦弗置未盡解於意矣外揣言渾束爲一未知所謂也夫大則無外小則無內大小無極高下無度束之奈何士之才力或有厚薄智慮褊淺不能博大深奥自強於學若細子細子恐其散於後世絕於子孫敢問約之奈何黃帝曰善乎哉問也此先師之所禁坐私傳之也割臂歃血之盟也子若欲得之何不齋乎雷公再拜而起曰請聞命於是矣乃齋宿三日而請曰敢問今日正陽細子願以受盟黃帝乃與俱入齋堂割臂歃血黃帝親祝曰今日正陽歃血傳方敢有背此言者反受其殃雷公再拜曰細子受之黃帝乃左握其手右受之書曰慎之慎之吾爲子言之凡刺之理經脉爲始營其所行知其度量內刺五藏外刺六府審察衛氣爲百病母調其虛實虛寔乃止瀉其血絡血盡不殆矣雷公曰此皆細子之所以通未知其所約也黃帝

……音玩
撟引作夭撟引身如熊顧鳥呻之象
案抗謂按摩而玩弄身体使調其氣也
毒熨謂毒病之處以藥物熨貼也
搦音匿，搦持也
揲音舌，揲也
爪幕者以爪決其闌幕也
荒即膏肓也

曰夫約方者猶約囊也囊滿而弗約則輸泄方成弗約則神與弗俱雷公曰願爲下材者弗滿而約之黃帝曰未滿而知約之以爲工不可以爲天下師

俞跗

史記扁鵲傳上古之時醫有俞跗治病不以湯液醴灑鑱石撟引案抗毒熨一撥見病之應因五臟之輸乃割皮解肌訣脉結筋搦髓腦揲荒爪幕湔浣腸胃漱滌五臟練精易形

說苑上古之爲醫者曰俞跗俞跗之爲醫也搦腦髓束肓幕吹灼九竅而定經絡死人復爲生人故曰俞跗

少俞

古今醫統少俞黃帝臣俞跗弟也醫術多與其兄同

巫彭

路史黃帝命巫彭桐君處方盄餌湔澣刺治而人得以盡年

桐君

古今醫統少師桐君爲黃帝臣識草木金石性味定三品藥物以爲君臣佐使撰藥性四卷及採藥錄紀其花葉形色論其相須相反及立方處治寒熱之宜至今傳之不泯

伯高氏

古今醫統伯高氏黃帝臣未詳其姓佐帝論脈經窮究義理附素問中

說苑為漢向……

鬼臾區

王冰素問註鬼臾區十世祖當神農之世說太始天元玉冊今按文有十二篇古今醫統鬼臾區黃帝臣未詳其姓佐帝發明五行詳論脈經有問對難經究盡義理以爲經論民到於今賴之

苗父

說苑上古之爲醫者曰苗父苗父之爲醫也以管爲席以芻爲狗北面而祝發十言耳諸扶而來者輿而來者皆平復如故

古今醫統苗父上古神醫古祝由科此其始也

巫妨

千金方上古有巫妨者立小兒顱顖經以占夭壽判疾病死生世相傳授始有小兒方焉（按巢氏巫妨作巫方）

第二章　中古醫師之踵起

陶唐氏

巫咸

世本巫咸堯帝時臣以鴻術爲堯之醫能祝延人之福愈人之病祝樹樹枯祝鳥鳥墜

商

通鑑宋司馬温公所著

晉侯晋景公也

爲去聲爲之治病也

肓鬲也

膏心下也

伊尹

甲乙經序伊尹亞聖之才撰用神農本草以爲湯液

通鑑伊尹佐湯伐桀放太甲於桐宮閔生民之疾苦作湯液本草明寒熱溫凉之性酸苦辛甘鹹淡之味輕清重濁陰陽升降走十二經絡表裏之宜今醫言藥性皆祖伊尹著有湯液本草

周

巫彭

古今醫統巫彭初作周醫官謂人惟五穀五藥養其病五聲五色視其生觀之以九竅之變參之以五臟之動遂用五毒攻之以藥療之

醫緩

左傳晉侯夢大厲被髮及地搏膺而踊曰殺余孫不義余得請於帝矣壞大門及寢門而入公懼入於室又壞戶公覺召桑田巫巫言如夢公曰何如曰不食新矣公疾病求醫於秦秦伯使醫緩爲之未至公夢疾爲二豎子曰彼良醫也懼傷我焉逃之其一曰居肓之上膏之下若我何醫至曰疾不可爲也在肓之上膏之下攻之不可達之不及藥不至焉不可爲也公曰良醫也厚爲之禮而歸之六月丙午晉侯欲麥使甸人獻麥饋人爲之召桑田巫示而殺之將食張如厠陷而卒小臣有晨夢負公以登天及日中負晉侯出諸厠遂以爲殉

醫和

此魯成十年之也

藏也喜也
塞也
過也
音宮、商、角、徵、羽也
音矩
漸進也
音久

左傳晉侯有疾求醫於秦秦伯使醫和視之曰疾不可爲也是謂近女室疾如蠱非鬼非食惑以喪志良臣將死天命不祐公曰女不可近乎對曰節之先王之樂所以節百事也故有五節遲速本末以相及中聲以降五降之後不容彈矣於是有煩手淫聲慆堙心耳乃忘平和君子弗聽也物亦如之至於煩乃舍也已無以生疾君子之近琴瑟以儀節也非以慆心也天有六氣降生五味發爲五色徵爲五聲淫生六疾六氣曰陰陽風雨晦明也分爲四時序爲五節過則爲菑陰淫寒疾陽淫熱疾風淫末疾雨淫腹疾晦淫惑疾明淫心疾女陽物而晦時淫則生內熱惑蠱之疾今君不節不時能無及此乎出告趙孟趙孟曰誰當良臣對曰主是謂矣主相晉國於今八年晉國無亂諸侯無闕可謂良矣和聞之國之大臣榮其寵祿任其大節有菑禍興而無改焉必受其咎今君至於淫而生疾將不能圖恤社稷禍孰大焉主不能禦吾是以云也趙孟曰何謂蠱對曰淫溺惑亂之所生也於文皿蟲爲蠱穀之飛亦爲蠱在周易女惑男風落山謂之蠱皆同物也趙孟曰良醫也厚其禮而歸之

醫竘

尸子醫竘未詳其姓春秋時人秦良醫有張子求療背疾謂之曰非吾背任君治之竘醫之即愈必有所委然後能有所任也

盧氏 嬌氏 俞氏

列子力命篇楊朱之友曰季梁季梁得疾七日大漸其子環而泣之請醫季梁謂楊朱曰吾子

子名禦寇

音棟乳汁也

實去飢飽也

貺賜也

瘳愈也

奇敬也

池之水據舊說云上池謂未至地水蓋承取露及竹木上水取之以和藥服之三十日當見鬼神也

猶邊也言能陽墻見彼邊之人則服通神也

語也

除治也

不肖如此之甚汝奚不爲我歌以曉之楊朱歌曰天其勿識人胡能覺匪祐自天弗孽由人我乎汝乎其弗知乎醫乎巫乎其知之乎其子弗曉終謁三醫一曰矯氏二曰俞氏三曰盧氏診其所疾矯氏謂季梁曰汝寒溫不節虛實失度病由饑飽色欲精慮煩散非天非鬼雖漸可攻也季梁曰衆醫也亟屏之俞氏曰汝始則胎氣不足乳湩有餘病非一朝一夕之故其所由來漸矣勿可已也季梁曰良醫也且食之盧氏曰汝疾不由天亦不由人亦不由鬼稟生受形既有制之者矣亦有知之者矣藥石其如汝何季梁曰神醫也重貺遣之俄而季梁之疾自瘳

長桑君

史記扁鵲傳扁鵲少時爲人舍長舍客長桑君過扁鵲獨奇之常謹遇之長桑君亦知扁鵲非常人也出入十餘年乃呼扁鵲私坐閒與語曰我有禁方年老欲傳與公公毋泄扁鵲曰敬諾乃出其懷中藥予扁鵲飲是以上池之水三十日當知物矣乃悉取其禁方書盡與扁鵲忽然不見殆非人也扁鵲以其言飲藥三十日視見垣一方人以此視病盡見五臟癥結特以診脈爲名耳

扁鵲

戰國策醫扁鵲見秦武王武王示之病扁鵲請除左右曰君之病在耳之前目之下除之未必已也將使耳不聽目不明君以告扁鵲扁鵲怒而投其石曰君與知者謀之而與不知者敗之使此知秦國之政也則君一舉而亡國矣

史記本傳扁鵲者勃海郡鄭人也姓秦氏名越人爲醫或在齊或在趙在趙者名扁鵲當晉昭公時諸大夫强而公族弱趙簡子爲大夫專國事簡子疾五日不知人大夫皆懼於是召扁鵲扁鵲入視病出董安于問扁鵲扁鵲曰血脈治也而何怪昔秦穆公嘗如此七日而寤寤之日告公孫支與子輿曰我之帝所甚樂吾所以久者適有所學也帝告我晉國且大亂五世不安其後將霸未老而死霸者之子且令而國男女無別公孫支書而藏之秦策於是出夫獻公之亂文公之霸而襄公敗秦師於殽而歸縱淫此子之所聞今主君之病與之同不出三日必閒閒必有言也居二日半簡子寤語諸大夫曰我之帝所甚樂與百神遊於鈞天廣樂九奏萬舞不類三代之樂其聲動心有一熊欲援我帝命我射之中熊熊死有羆來我又射之中羆羆死帝甚喜賜我二笥皆有副吾見兒在帝側帝屬我一翟犬曰及而子之壯也以賜之帝告我晉國且世衰七世而亡嬴姓將大敗周人於范魁之西而亦不能有也董安于受言書而藏之以扁鵲言告簡子簡子賜扁鵲田四萬畝其後扁鵲過虢虢太子死扁鵲至虢宮門下問中庶子喜方者曰太子何病國中治穰過於衆事中庶子曰太子病血氣不時交錯而不得泄暴發於外則爲中害精神不能止邪氣邪氣積蓄而不得泄是以陽緩而陰急故暴蹶而死扁鵲曰其死何如時曰雞鳴至今日收乎曰未也其死未能半日也言臣齊勃海秦越人也家在於鄭未嘗得望精光侍謁於前也聞太子不幸而死臣能生之中庶子曰先生得無誕之乎何以言太子可生也扁鵲仰天歎曰夫子之爲方也若以管窺天以郄視文越人之爲方也不待切脈望

色聽言寫形言病之所在聞病之陽論得其陰聞病之陰論得其陽病應見於大表不出千里決者至衆不可曲止也子以吾言爲不誠試入診太子當聞其耳鳴而鼻張循其兩股以至於陰當尚溫也中庶子聞扁鵲言目眩然而不瞚舌撟然而不下乃以扁鵲言入報虢君虢君聞之大驚出見扁鵲於中闕曰竊聞高義之日久矣然未嘗得拜謁於前也先生過小國幸而舉之偏國寡臣幸甚有先生則活無先生則棄捐塡溝壑長終而不得反言未卒噓唏服臆魂精泄横流涕長潸忽忽承睞悲不能自止容貌變更扁鵲曰若太子病所謂尸蹶者也夫以陽入陰中動胃繵緣中經維絡別下於三焦膀胱是以陽脈下遂陰脈上爭會氣閉而不通陰上而陽內行下內鼓而不起上外絶而不爲使上有絶陽之絡下有破陰之紐破陰絶陽之色已廢脈亂故形靜如死狀太子未死也夫以陽入陰支蘭藏者生以陰入陽支蘭藏者死凡此數事皆五藏蹶中之時暴作也良工取之拙者疑殆扁鵲乃使弟子子陽厲鍼砥石以取外三陽五會有間太子蘇乃使子豹爲五分之熨以八減之齊和煮之以更熨兩脇下太子起坐更適陰陽但服湯二旬而復故故天下盡以扁鵲爲能生死人扁鵲曰越人非能生死人也此自當生者越人能使之起耳扁鵲過齊齊桓侯客之入朝見曰君有疾在腠理不治將深桓侯曰寡人無疾扁鵲出桓侯謂左右曰醫之好利也欲以不疾者爲功後五日扁鵲復見曰君有疾在血脈不治恐深桓侯曰寡人無疾扁鵲出桓侯不悅後五日扁鵲復見曰君有疾在腸胃間不治將深桓侯不應扁鵲出桓侯不悅後五日扁鵲復見望見桓侯而退走桓侯使人問其故扁鵲

曰疾之居腠理也湯熨之所及也在血脈鍼石之所及也其在腸胃酒醪之所及也其在骨髓雖司命無奈之何今在骨髓臣是以無請也後五日桓侯體病使人召扁鵲扁鵲已逃去桓侯遂死扁鵲名聞天下過邯鄲聞貴婦人即爲帶下醫過雒陽聞周人愛老人即爲耳目痺醫來入咸陽聞秦人愛小兒即爲小兒醫隨俗爲變秦太醫令李醯自知伎不如扁鵲也使人刺殺之至今天下言脈者由扁鵲也

列子湯問篇魯公扈齊嬰二人有疾同請扁鵲求治扁鵲治之既同愈謂公扈齊嬰曰汝曩之所疾自外而干腑臟者固藥石之所已今有偕生之疾與體偕長今爲汝攻之何如二人曰願先聞其驗扁鵲謂公扈曰汝志强而氣弱故足於謀而寡於斷齊嬰志弱而氣强故少於慮而傷於專若換汝之心則均於善矣扁鵲遂飲二人毒酒迷死三日剖胸探心易而置之投以神藥既悟如初二人辭歸於是公扈反齊嬰之室而有其妻子妻子弗識齊嬰亦反公扈之室有其妻子妻子亦弗識二室因相與訟求辨於扁鵲扁鵲辨其所由訟乃已

文摯

呂氏春秋齊閔王疾使人之宋迎文摯文摯診王疾謂太子曰非怒則王疾不可治怒王則文摯死太子曰苟已王疾臣與母以死爭之願先生勿患也摯曰諾與太子期而往不當者三齊王固已怒矣文摯至不解履登牀履王衣問疾王怒不與言文摯因出陋辭以重怒王王叱而起遂乃疾已王不悅果以鼎生烹文摯太子與母合爭之不得夫忠於平世易忠於濁世難也

醫官建設最盛於唐宋

通典杜佑著

前漢書班固[illegible]孟堅著

後漢書范蔚宗著

古今醫統文摯戰國時宋之良臣洞明醫道兼能異術龍叔子有疾文摯令背明而立從後視之曰吾見子之心方寸之地虛矣治之遂愈

第三章　歷代醫官之建設

古者天子諸侯皆設官以掌醫事歷代相承勿替各有名稱今特就其可考者揭之如左

周

周禮天官之屬有醫師上士二人下士二人府二人史二人徒二十人食醫中士二人疾醫中士八人瘍醫下士八人獸醫下士四人

秦

通典秦有太醫令丞主醫藥按秦時又有侍醫見史記刺客傳

前漢

漢書百官公卿表奉常屬官有太醫令丞少府屬官有太醫令丞

漢官儀太醫令周官也秩二千石丞三百石

太平御覽少府太醫令丞屬員多至數百人　按漢時又有太醫監見漢書外戚傳又有侍醫見王嘉傳貢禹傳及藝文志

後漢

後漢書百官志太醫令一人秩六百石藥丞方丞各二人

書唐魏徵撰
渒

司馬温公撰

御府緝

通典漢有醫工長。按後漢有尙藥監見後漢書蓋勳傳。又通典漢太醫令丞屬少府。魏因之。

晉

晉書職官志。宗正統太醫令史。及渡江哀帝省幷太常。太醫以給門下省。按令史疑令丞之譌。因晉制沿漢魏之舊。無改革也。

南宋

宋書百官志。太醫令一人。丞一人。屬起部。亦屬領軍。

南齊

資治通鑑。齊有御師。按此齊明帝建武元年事也。

南梁

隋書百官志。梁門下省。置太醫令。又太醫二丞。中藥藏丞爲三品勳一位。

南陳

册府元龜。尙藥自梁以降。皆太醫兼其職。陳如梁制。按梁時又有太醫正。見北史姚僧垣傳。

北魏

魏書官氏志。太醫博士從第七品下。太醫助敎從第九品中。按北魏有太醫令。見魏書藝術傳。又有侍御師。見徐謇傳及汪顯傳。魏制太醫令屬太常。掌醫藥。而門下省別有尙藥局。見通鑑注。

北齊

册府元龜北齊門下省統尚藥局有典御二人侍御師四人尚藥監四人總御藥之事隋書百官志北齊太常屬官有太醫令丞又有尚藥局丞二人中侍中省有中尚藥典御及丞各二人

北周

通典北周正四命天官太醫小醫等下大夫正三命天官小醫醫正瘍醫正瘍醫等下士 按北周又有主藥六人見孫逢吉職官分記

隋

隋書百官志高祖置門下省統尚藥局典御二人侍御醫直長各四人醫師四十人太常統太醫署令二人丞一人太醫署有主藥二人醫師二百人藥園師二人醫博士二人助教二人按摩博士二人呪禁博士二人煬帝分門下爲殿內省統尚藥局置奉御二人正五品直長貳之正七品又有食醫員尚藥直長四人及侍御醫司醫醫佐太醫署又置醫監五人正五人藥藏局監丞各二人又有侍醫四人典醫丞二人

唐

新唐書百官志太醫署令二人從七品下丞二人醫監四人並從八品下醫正八人從九品下醫師二十人醫工一百人醫生四十人典藥二人

白香山河
元脫脫收
清初畢元續

舊唐書職官志殿中省有尚藥局奉御二人正五品下直長四人正七品下書史四人侍御醫四人從六品下主藥十二人藥童三十人司醫四人正八品上醫佐八人正八品下按摩師四人呪禁師四人

唐六典太醫署有府二人史四人主藥八人藥童二十四人藥園師二人藥園生八人掌園四人醫師二十人醫工百人醫生四十人典藥一人鍼工二十人鍼生二十人按摩工五十六人按摩生十五人呪禁工八人呪禁生十人

五代

文獻通考五代時有翰林醫官使

宋

宋史職官志掌藥局屬殿中省有典御有奉御有醫師太常寺太醫局有令有丞有教授有九科醫生三百人南渡後改爲太醫局局生一百人

文獻通考宋制翰林醫官院使副各二人直院四人掌藥奉御六人醫官醫學祗候無定員其醫官有和安成和成安等大夫爲從六品成全平和保安等大夫及翰林良醫爲正七品和安成和成安成全保和保安等郎及太醫局令翰林中之醫官醫正醫效醫痊爲從七品主管太醫局及翰林醫愈醫證醫診醫候爲從八品太醫局丞爲正九品翰林醫學爲從九品又有醫官使副使　按宋時又有御藥院見續資治通鑑長編

科至十人設一員以術者充之未有十人俟至十人而後置正

遼

遼史百官志北面局官職名有太醫局南面官翰林醫院有翰林醫官

金

金史百官志太醫院提點正五品使從五品副使從六品判官從八品管勾從九品隨科至十人設一員又有正奉上太醫副奉上太醫長行太醫御藥院提點從五品直長正八品都監正九品同監從九品

元

元史百官志太醫院秩正二品院使十二員同知三員正三品僉院二員從三品同僉二員正四品院判二員正五品經歷二員正七品令史八人譯史二人知印二人通事二人宣使七人醫學提舉司秩從五品領各處醫學提舉一員副使提舉一員官醫提舉司秩從六品提舉一員同提舉一員副提舉一員於河南浙江江西湖廣陝西五省各立一司餘省設太醫散官分十五階保宜保康大夫爲從三品保安保和大夫爲正四品保順大夫爲從四品保冲大夫爲正五品保全郎爲從五品成安郎爲正六品保和郎爲從六品成全郎爲正七品醫正郎爲從七品醫效醫候郎爲正八品醫痊醫愈郎爲從八品　按元代又有典醫監及御藥院諸職皆旋置旋廢

明

明史職官志太醫院院使一人正五品院判二人正六品御醫十八人吏目十人生藥庫惠民藥局各大使一人副使一人

清

大清會典太醫院院使一人左右院判各一人其屬御醫十五人吏目三人醫士四十人醫員三十人醫生二十六人

第四章　歷代醫政之施行

按路史神農命僦貸季理色脉對察和劑摩踵詵告以利天下而人得以繕其生此即吾國醫政之嚆矢也上古民智未開多以疾病爲鬼神所祟祈禱療法居多藥物療法甚少故常以巫醫並握治病之權至周而方有醫政可舉秦漢以降皆設專官掌之唐代始分專科宋代最爲普遍元代範圍畧小明代尚有醫政清則視爲技術之一專供政府之用矣茲畧述之如左

周

周官醫師掌醫之政令聚毒藥以供醫事凡邦之有疾病者有疕瘍者造焉則使醫分而治之歲終則稽其醫事以制其食十全爲上十失一次之十失二次之十失三次之十失四爲下又有食醫掌天子之飲饍疾醫掌民間之內病瘍醫掌民間之外病獸醫療牲畜之疾其設置在昔爲完備矣

秦

音匕卑履切
說文疕頭瘡也

角法二字应作傷科解

秦以太醫令掌全國之醫藥侍醫掌君主之醫藥蓋周衰以後秦之醫術最良故左傳載晉侯之求醫多在秦也

漢魏六朝

漢魏六朝於醫政雖無表見而官制則漸著前漢以屬奉常之太醫掌國家醫事屬少府之太醫掌皇室醫事侍醫以治人主之疾病後漢又分少府之太醫丞爲醫藥兩職一主醫方一主藥物六朝合兩太醫爲一而爲設尙藥局以掌人主之醫藥蓋供奉君主之事多而整理民間之事少矣

唐

唐制踵隋而益詳更以醫事教授諸生以本草甲乙脉經分而爲業一曰體療二曰瘡腫三曰少小四曰耳目口齒五曰角法鍼博士掌教鍼生以經脉孔穴按摩博士掌教導引之法以除疾損傷折跌者正之咒禁博士掌教咒禁祓除爲厲者齋戒以受焉又設藥園以研究藥草之培植法蓋至此而醫學始有專科教育矣

五代

五代以翰林醫官使掌之其詳不可考

宋

宋於太醫院設九科學生三百人內中大方脉一百二十人風科八十人小方脉二十人眼科

二十人瘡腫兼折瘍二十人產科十人口齒咽喉科十人鍼灸科十人金鏃兼書禁科十人大方脈以素問難經傷寒論巢氏病源爲必修之學小方脈以難經巢氏病源太平聖惠方爲必修之學考試命題分墨義脈義大義論方假令運氣六類歲終會其全失而定賞罰又於諸州縣均設官醫及教授諸職以太醫院掌醫之教育翰林醫官院掌醫之政令御藥院掌皇室之醫事醫官之成績優者得升轉爲普通官職蓋當時醫術爲人主之所好故能普遍全國而爲最盛之時也

元

元以御藥院掌皇室之醫事太醫院掌尋常之醫事又於各省設醫學提舉司統轄各路之醫學提舉及各種考驗之事其種類分大方脈科小方脉科風科產科眼科口齒科咽喉科正骨科瘡腫科鍼灸科祝由科禁科其合試經書則素問難經聖濟總錄本草千金方各州縣之願報考者三年一試期以八月中選者以來春二月赴大都應試焉

明

明以國家醫事幷屬於太醫院分大方脈小方脈婦人瘡瘍鍼灸眼口齒接骨傷寒咽喉金鏃按摩祝由十三科以素問難經本草脈經脈訣及本科緊要方書爲教授擇醫家子弟學習補官又選外省名醫授以官職一體陞轉蓋太醫院至元代方爲獨立之官署至明方爲統轄全國之醫事也

清

清仍明制以太醫院掌醫之政令率其屬以供醫事分大方脈小方脈傷寒科婦人科瘡瘍科鍼灸科眼科口齒咽喉科正骨科全院官士皆分科習業各省民醫及舉貢生監有職銜人通醫理者亦可由外省長官保入太醫院考試授以官士之職凡考試醫士醫生本院堂官須於素問難經本草脈訣及本院方藥內出題蓋至此而太醫院幾純爲供奉人主之用於教育考核之道少矣

第五章　歷代醫書之流傳

吾國醫藥遺書不去於秦代羲農正業得以弗墜亦云幸矣考漢書藝文志醫經七家二百一十六卷經方十一家二百七十四卷當時古書尚有流傳者隋志醫方二百五十六部四千五百一十三卷唐志明堂經脈類一十六家三十五部二百三十一卷醫術六十四家一百二十部四千四十六卷宋三朝志經脈四十六部一百四十卷醫術一百九十一部二千九十九卷兩朝志經脈二十九部四十五卷醫術八十四部二百二十六卷四朝志醫書類三十六部二百九卷中興志醫書類一百七十九家二百九部一千二百五十九卷宋史藝文志醫書類五百九部三千三百二十七卷遼金元三史不立藝文志散見各紀傳中明史藝文志醫書類六十八部一千六十四卷歷代卷帙繁多疊經衰亂不克全書流傳良爲可惜茲特就其名目可攷者錄之如左

中國醫門小史

黃帝素問二十四卷　鼂氏曰昔人謂素問者以素書黃帝之問猶言素書也唐王砅注謂漢藝文志有黃帝內經十八卷素問即其經之九卷兼靈樞九卷迺其數焉先是第七亡逸砅時始獲乃詮次注釋凡八十一篇分二十四卷今又亡刺法本論二篇砅自號啓元子醫經之傳於世者多矣原百病之起瘉者本乎黃帝辯百藥之味性者本乎神農湯液則稱伊尹三人皆古聖人也憫世疾苦親著書以垂後而世之君子不察乃以爲賤技恥習之由此故今稱醫者多庸人治之失理以生爲死者甚衆激者至云有病不治常得中醫豈其然乎故予錄醫頗詳隋志以此書爲首今從之　陳氏曰黃帝與岐伯問答三墳之書無傳久矣此固出於依託要是醫書之祖也唐太僕令王砅注自號啓元子按漢書但有黃帝內外經至隋志乃有素問之名又有全元起素問注八卷嘉祐中光祿卿林億國子博士高保衡承詔校定補注亦頗采元起之說附見其中其爲篇八十有一王砅者寶應中人也

靈樞經九卷　鼂氏曰王砅謂此書即漢志黃帝內經十八卷之九也或謂好事者於皇甫謐所集內經倉公論中抄出之名爲古書也未知孰是

呂楊注八十一難經五卷　鼂氏曰秦越人撰吳呂廣注唐楊元操演越人渤海人家於盧授長桑君祕術明洞醫道世以其與黃帝時扁鵲相類乃號之爲扁鵲采黃帝內經精要之說凡八十一章以其爲趣深遠未易了解故名難經元操編次爲十三類　陳氏曰漢志亦但有扁鵲內外經而已隋志始有難經唐志遂屬之越人皆不可考難當作去聲讀

丁德用注難經五卷　鼂氏曰德用以楊元操所演甚失大義因改正之經文隱奥者繪爲圖德用濟陽人嘉祐末其書始成　陳氏曰序言太醫令呂廣重編此經而楊元操復爲之註覽者難明故爲補之且間爲之圖首篇爲診候最詳凡二十四難蓋脈學自扁鵲始也

虞庶注難經五卷　鼂氏曰皇朝虞庶註庶仁壽人寓居漢嘉少爲儒已而棄其業習醫爲此書以補呂楊所未盡黎泰辰治平間爲之序

金匱玉函經八卷　鼂氏曰漢張仲景撰晉王叔和集設答問雜病形證脈理參以療治之方仁宗朝王洙得於館中用之甚効合二百六十二方　陳氏曰林億等校正此書王洙於館閣蠹簡中得之曰金匱玉函要畧方上卷論傷寒中論雜病下載其方并療婦人乃錄而傳之今書以逐方次於證候之下以便檢用其所論傷寒文多缺畧故但取雜病以下止服食禁忌二十五篇二百六十二方而仍其舊名

仲景傷寒論十卷　鼂氏曰漢張仲景述晉王叔和撰次按名醫錄云仲景南陽人名機仲景其字也舉孝廉官至長沙太守以宗族二百餘口建安紀年以來未及十稔死者三之二而傷寒居其七乃著論二十二篇證外合三百九十七法一百一十三方善醫者或云仲景著傷寒論誠不刊之典然有大人之病而無嬰孺之患有北方之藥而無南方之治此其所闕者蓋陳蔡以南不可用柴胡白虎二湯治傷寒其言極有理　陳氏曰其文辭簡古奥雅又名傷寒卒病論凡一百一十三方古今治傷寒者未有能出其外者也

鯱硊音業兀

[illegible]音危

脈經三卷。 鼂氏曰。題云黄帝撰。論診脈之要。凡二十一篇。

王叔和脈經十卷。 鼂氏曰。晉王叔和撰。按唐甘伯宗名醫傳曰。叔和西晉高平人。性度沉靖。博通經方。精意診處。尤好著述。其書纂岐伯華陀等論脈要訣所成。叙陰陽表裡。辨三部九候。分人迎氣口神門條。十二經二十四氣。奇經八脈。五藏六腑。三焦四時之疴。纖悉備具。咸可按用。凡九十七篇。皇朝林億等校正。

脈訣一卷。 鼂氏曰。題曰王叔和。皆歌訣鄙淺之言。後人依託者。然最行於世。

脈訣機要三卷。脈要新括一卷。 陳氏曰。通眞子撰。不著名氏。熙寧以後人也。以叔和脈訣有鯱硊鄙俗處。疑非叔和作。以其不類故也。乃作歌百篇。按經注。又自言常爲傷寒括要六十篇。其書未之見。

巢氏病源候論五卷。 鼂氏曰。隋巢元方等撰。元方大業中被命與諸醫共論衆病所起之源。皇朝舊制。監局用此書課試醫生。昭陵時詔校本刻版頒行。宋綬爲序。 陳氏曰。元方隋太醫博士。其書惟論病證。不載方藥。今按千金方諸論。多本此書。業醫者可以參考。

雷公炮炙三卷。 鼂氏曰。宋雷斅撰。胡洽重定。述百藥性味。炮熬煮炙之方。其論多本之於乾寧晏先生。斅稱內究守國安正公。當是官名。未詳。

天元玉策三十卷。 鼂氏曰。啓元子撰。即唐王冰也。書推五運六氣之變。唐人物志云。冰仕至太僕令。年八十餘以壽終。

千金方三十卷　鼂氏曰唐孫思邈撰思邈博通經傳洞明醫術著用藥之方診脈之訣鍼灸之穴禁咒之法以至導引養生之要無不周悉後世或能窺其一二未有不爲名醫者然議者頗恨其獨不知傷寒之數云　陳氏曰自爲之序名曰千金備急要方以爲人命至重有貴千金一方濟之德踰於此其前類例數十條林億等新纂

千金翼方三十卷　鼂氏曰思邈著千金方復掇集遺軼以羽翼其書成一家之言林億等謂首以之藥錄次之以婦人傷寒小兒食性辟穀退居補益雜病瘡癰色脈鍼灸而禁經終焉皆有指意云　陳氏曰其末兼及禁術用之多驗

外臺祕要方四十卷　鼂氏曰唐王燾撰燾在臺閣二十年久知洪文館得古方書數千百卷因述諸病證候附以方藥符禁灼灸之法凡一千一百四門天寶中出守房陵及太寧郡故以外臺名其書孫兆以燾謂鍼能殺生人不能起死人取灸而不取鍼譏其爲醫之弊予獨以其言爲然　陳氏曰自爲序天寶十一載也其書博采諸家方論如肘後千金世尚多有之至小品深師崔氏許仁則之類今無傳者猶間見於此書云凡醫書之行於世者皆仁廟朝所校定也按會要嘉祐二年置校正醫書局於編修院以直集賢院掌禹錫林億校理張洞校勘蘇頌等並爲校正後又命孫奇高保衡孫兆同校正每一書畢即奏上億等皆爲序下國子監板行並補注本草修圖經千金方翼方金匱要略傷寒悉從摹印天下皆知學古方書矣

產寶二卷　鼂氏曰唐昝殷撰蜀人大中初白敏中守成都其家有因免乳死者訪問名醫或

以毁對敏逆之毁集驗方藥二百七十八首以獻其後周頲又作三論附於前

寶臟暢微論三卷　鼂氏曰五代軒轅述撰青霞君作寶臟論三篇著變煉金石之訣既詳其未善因刊其謬誤增其闕漏以成是書故曰暢微時年九十實乾亨二年也

龍樹眼論三卷　鼂氏曰佛經龍樹大士者能治眼疾假其說集治七十二種目病之方

太平聖惠方一百卷　鼂氏曰太宗皇帝在潛邸日多蓄名方異術太平興國中内出親驗者千餘首乃詔醫局各上家傳方書命王懷隱王祐鄭彥陳昭遇校正編類各篇首著其疾證淳化初書成御製序引

金寶鑑三卷　鼂氏曰衛嵩撰嵩仕至翰林博士崇文總目云不詳何代人述脈候徵驗要妙之理

聖濟經十卷　鼂氏曰徽宗皇帝製因黃帝内經採天人之賾原性命之理明營衛之清濁究七八之盛衰辨逆順之盈虛爲書十篇凡四十二章　陳氏曰辟雍學生昭武吳禔注

通眞子傷寒訣一卷　鼂氏曰題曰通眞子而不著名氏用張長沙傷寒論爲歌詩以便覽者

脈訣之類也

醫門玉髓一卷　陳氏曰不知作者皆爲歌訣論五臟六腑相傳之理

傷寒百問三卷　鼂氏曰題曰無求子大觀初所著

醫經正本書一卷　陳氏曰知進賢縣沙隱程迥可久撰專論傷寒無傳染以救薄俗骨肉相

棄絕之弊

運氣論奥三卷　鼂氏曰宋朝劉溫舒撰溫舒以素問氣運最爲治病之要而荅問紛文採辭古奥讀者難知因爲三十論二十七圖上於朝

五運指掌賦一卷　陳氏曰葉玠撰

脉粹一卷　鼂氏曰宋朝蕭世基撰世基常閱素問及歷代醫經患其難知因綴緝成一篇治平中姚誼序之

南陽活人書二十卷　鼂氏曰宋朝朱肱撰序謂張長沙傷寒論其言雅奥非精於經絡者不能曉會頃因投閑設其對問補苴綴緝僅成卷軸作於己已成於戊子計九萬一千三百六十八字　陳氏曰肱以仲景傷寒方論多以類聚爲之問答本號無求子傷寒百問方有武夷張藏作序易此名仲景南陽人而活人者本華陀語肱吳興人祕丞臨之子中書舍人服之弟登第仕至朝奉郎直秘閣

傷寒微指論二卷　陳氏曰不著作者姓氏序言元祐丙寅必當時名醫也其書頗有發明

傷寒證治三卷　鼂氏曰宋朝王實編實謂百病之急無踰傷寒故略舉病名法及世名醫之言爲十三篇總方百四十六首或云潁州人官至外郎龐安常之高弟也

傷寒救俗方一卷　陳氏曰甯海羅適正之尉桐城民俗惑巫不信藥因以藥施人多愈遂以方書召醫參校刻石以救迷俗與中有王世臣彥輔者序之以傳

補注神農本草二十卷　晁氏曰宋朝掌禹錫等補注舊說本草經神農所作而藝文志所不載平帝紀詔舉知方術本草者本草之名蓋起於此梁七錄載神農本草三卷書中有後漢郡縣名蓋上古未著文字師學相傳至張機華陀始爲編述嘉祐初詔禹錫與林億蘇頌張洞等爲之補注以開會本草及諸家參校采拾遺逸刋定新舊藥名一千八十二種總二十卷

大觀本草三十一卷　陳氏曰唐愼微撰不知何人仁和縣尉艾晟作序名曰經史證類本草按本草之名始見漢書平帝紀樓護傳舊經止一卷藥三百六十五種陶隱居增名醫別錄亦三百六十五種因注釋爲七卷唐顯慶又增一百十四種廣爲二十卷謂之唐本草開寶中又益一百三十三種蜀孟昶又嘗增益謂之蜀本草及嘉祐中掌禹錫林億等重加校正更爲補注以朱墨書爲之別凡新舊藥一千八十二種蓋亦備矣今愼微頗復有所增益而以墨蓋其名物之上然亦殊不多也　石林葉氏曰神農本草初但三卷所載甚畧議者考其記出產郡名以爲東漢人所作梁陶隱居始增脩爲七卷然陶氏不至東北其論證多謬語唐顯慶中蘇恭請重修於是命長孫無忌等廣定遂爲二十卷亦未盡也自是僞蜀韓保昇與術家各自補緝辨証者不一開寶中別加詳定嘉祐初復詔掌禹錫蘇魏公諸人再論次遂大備蓋神農本草外雜取他書凡十六家云

圖經本草二十卷目錄一卷　晁氏曰宋朝蘇頌等撰先是詔掌禹錫林億等六人重校神農本草累年成書奏御又詔郡縣圖上所產藥本用永徽故事重命編述於是頌再與禹錫等裒

集衆說類聚詮次各有條目云嘉祐六年上

本草廣義二十卷　晁氏曰皇朝寇宗奭編以本草二部著撰之人或執用已私失於商確併考諸家之說參之事實覈其情理證其脫誤以成此書　陳氏曰其書引援辨證頗可觀采

紹興校定本草二十二卷　陳氏曰醫官王繼先等奉詔撰紹興二十九年上

子午經一卷　晁氏曰題云扁鵲撰論鍼砭之要成歌詠蓋後人所依託者

銅人鍼灸圖三卷　晁氏曰皇朝王惟德撰仁宗嘗詔惟德考次鍼灸之法鑄銅人爲式分臟腑十二經旁注俞穴所會刻題其名并爲圖法并主療之術刻板傳於世夏竦爲序明堂者謂雷公問道黃帝授之故名云

明堂鍼灸圖三卷　晁氏曰題曰黃帝論人身俞穴及灼灸禁忌

存眞圖一卷　晁氏曰皇朝楊介編崇寧間泗洲刑賊於市郡守李夷行遣醫併畫工往親抉膜摘膏肓曲折圖之盡得纖悉介較以古書無少異者比歐希範五臟圖過之遠矣實有益醫家也王莽時捕得翟義黨王孫慶使太醫尚方與巧屠共刳剝之量度五臟以竹筳導其脈知所終始云可以治病亦是此意

膏肓灸法二卷　陳氏曰清源莊綽季裕集

點烙三十六黃經一卷　晁氏曰不著撰人唐世書也國史補云自茗飲行於世世人不復病黃瘴

慶曆善救方一卷　兩朝藝文志詔以福州奏獄醫林士元藥下蠱毒人以獲全錄其方令國醫類集附益八年頒行

皇朝簡要濟衆方九卷　兩朝藝文志皇祐中仁宗謂輔臣曰外無善醫民有疾疫或不能救療其令太醫簡聖惠方之要者頒下諸道仍敕長吏按方劑以拯濟令醫官使周應編以爲此方三年頒行

太醫局方十卷　鼂氏曰元豐中詔天下高手醫各以得效祕方進下太醫局驗試依方製藥鬻之仍模本傳於世

和劑局方十卷　鼂氏曰大觀中詔通醫刊正藥局方書閱歲書成校正七百八字增損七十餘方　陳氏曰庫部郎中陳師文等校正凡二十一門二百九十一方其後時有增補

王氏博濟方五卷　鼂氏曰皇朝太原王袞撰慶歷間因官滑臺暇日出家藏七十餘方擇其善者爲此書名醫云其方用之無不效如草還丹治太風太乙丹治鬼胎尤奇驗

藥準一卷　陳氏曰潞公文彥博寬夫撰所集方才四十首以爲依本草而用藥則有準故以此四十方爲處方用藥之準也

沈存中良方十卷　鼂氏曰皇朝沈括存中撰存中博學通醫術類其經驗方成此書用者多驗或以蘇子瞻論醫藥雜說附之　陳氏曰不知何人所錄其間辨雞舌香一段言靈苑所辯猶有未盡者館閣書目別有沈氏良方十卷蘇沈良方十五卷而無靈苑方

靈苑二十卷　晁氏曰亦存中編本朝士夫如高若訥林億孫奇龐安常皆以善醫名世而存中尤善方書所載多可用

孫氏傳家祕寶方三卷　陳氏曰尚藥奉御太醫令孫用和集其子殿中丞兆皆以醫名自昭陵時迄於熙豐無能出其右者元豐八年兆弟宰爲河東漕屬呂惠卿帥并從宰得其書序而刻之自言爲思邈之後晁氏讀書志作孫尚祕寶方十卷

養生必用方十六卷　晁氏曰皇朝虞世撰序謂古人醫經行於世者多矣所以別著者古方分劑與今銖兩不侔用者頗難此方其證易詳其法易用苟尋文爲治雖不習之人亦可無求於醫也虞世本朝士一旦削髮爲僧與士父遊甚密

尊生要訣二卷　陳氏曰即初虞世四時常用要方有廬山陳淮者復附益焉

楊子護命方五卷　通神論十四卷　晁氏曰皇朝楊退修撰以岐伯論五運六氣以治百病後世通之者惟王砅一人而已然猶於遷變行度莫知其始終次序故著此方論云

龐氏家藏祕寶方五卷　陳氏曰蘄水龐安時安常撰時以醫名世所著書傳於世者惟傷寒而已此書南城吳炎晦父錄以見遺　山谷黃氏龐安常傷寒論後序安常自少善醫方爲人治病處其生死多驗名傾江淮諸醫然爲人任俠鬭雞走狗蹴踘擊毬少年豪縱事無所不爲博奕音技一工所難而兼能之家富多後房不出戶而所欲得人之以醫聘之也皆多陳其所好以順適其意其來也病家如市其疾已也君脫然不受謝而去之中年乃屏絕戲弄閉門讀

書自神農黃帝經方扁鵲八十一難靈樞甲乙葛洪所綜緝百家之言無不貫穿其簡策紛錯黃素朽蠹先師或失其讀學術淺陋私智穿鑿曲士或竄其文安常悉能辯論發揮每用以視病如是而生如是而不治幾乎十全矣然人以病造之不擇貴賤貧富便齋曲房調護以寒暑之宜珍膳美饘時節其饑飽之度愛其老而慈其幼如痌在己也未嘗輕用人之疾嘗試其所不知之方蓋其輕財如糞土而樂義耐事如慈母而有常似秦漢間游俠而不害人似戰國四公子而不爭利所以能動而得意起人之疾不可縷數他日過之未嘗有德色其所論著傷寒論多得古人不言之意其所師用而得意於病家之陰陽虛實今世所謂良醫十不得其五也余始欲撥其大要論其精微使士大夫稍知之適有心腹之疾未能卒業然未嘗游其庭者雖得吾言而不解若有意於斯者讀其書自足攬其精微故特著其行事以爲後序云其前序海上道人諾爲之故虛右以待　宛邱張氏跋傷寒論曰張仲景傷寒論論病處方纖悉必具又爲之增損進退之法以預告人嗟乎仁人之用心哉且非通神造妙不能爲也安常又竊憂其有病證而無方者續著爲論數卷用心爲術追儷古人淮南謂安常能與傷寒說話豈不善哉

錢氏小兒方八卷　晁氏曰皇朝錢乙仲陽撰神宗時擢太醫丞於書無所不窺他人勤勤守苦彼獨度越縱舍卒能與法合尤邃本草多識物理辯正闕誤最工療嬰孺病年八十二終閻季忠方附其後

錢氏小兒藥證眞訣三卷　陳氏曰錢仲陽撰閻季忠集上卷言證中卷敘嘗所治病上卷爲

方季忠亦頗附以己說且以劉斯立所作仲陽傳附於末宣和元年也

嬰童寶鏡十卷 鼂氏曰題曰棲眞子不著姓名錄世行應驗方成此書

小兒靈秘方十三卷 鼂氏曰不題撰人辯小兒疾證及治療之方多爲歌訣

小兒玉訣一卷 鼂氏曰未詳撰人名氏爲韻語以記小兒疾證治法二十三

醫說十卷 陳氏曰新安張景季明撰

食治通說一卷 陳氏曰東號婁居中撰臨安藥肆金藥臼者有子登第以恩得初品官趙忠定丞相跋其後書凡十六篇大要以食治則身治此上工醫未病之一術也 趙丞相序略曰君自幼業醫至老歷八十一寒暑矣錢唐行都多貴人君未嘗出謁卿相王侯之家屢迎之不可致每旦肩輿至藥肆纍兒已四集悲啼叫號囂然滿室皆君調護委曲坐良久徐起枚視之一以至十先後爲序輒爲言兒本無疾愛之者害之也如言兒下利時爲脾虛乳食過傷所致惟苦節其乳食微以參朮藥溫其胃即愈矣而愛之者曰兒數利氣且乏非强食莫能補其所喪於是胃虛不能攝化其氣重傷參朮弗効增以薑附薑附不已重以金石而兒殆矣胡不以身喻之方吾曹盛壯時日食二升米飯幾不滿欲一日意中微不佳則粒米不堪向口何況兒乎予每視君持藥欲授時必諄諄爲人開說口幾欲破又爲紙囊貯藥各著其說於上使歸而勿忘焉

治病須知一卷 陳氏曰不知名氏專論外證以用藥之次第爲不能脈者設也

正俗方一卷。陳氏曰。知虔州長樂劉彝執中撰。以虔俗信巫無醫藥。集此方以教人。

奉親養老書一卷。陳氏曰。泰州興化令陳直撰。元豐中人。

小兒班疹論一卷。陳氏曰。東平董汲及之撰。錢乙元祐癸酉題其末。

脚氣治法一卷。陳氏曰。董汲撰。

指迷方三卷。陳氏曰。考城子王貺子亨撰。吳丞相敏爲之序。貺爲南京名醫宋毅叔之壻。宣和中以醫得幸。至朝請大夫。

九籥衛生方三卷。陳氏曰。宣和宗室忠州防禦使士紆撰。

治風一卷。陳氏曰。張耒文潛所傳。凡三十二方。

小兒醫方妙選三卷。陳氏曰。成安大夫惠州團練使張渙撰。凡四百二十方。渙五世爲小兒醫。未嘗改科。靖康元年自爲之序。

雞峯備急方一卷。陳氏曰。太醫教授張銳撰。紹興三年爲序。大抵皆單方也。

產育保慶集一卷。陳氏曰。濮陽李師聖得產論二十一篇。有其說而無其方。醫學教授郭稽中以方附諸論之末。遂爲全書。近時括蒼陳言嘗評其得失於三因方。婺醫杜荍者又附益之。頗爲詳備。

本事方十卷。陳氏曰。維揚許叔微知可撰。紹興三年進士第六人。以藥餌陰功見於夢寐。事載夷堅志。晚歲取平生已試驗之方。併記其事實。以爲此書。取本事詩詞之例以名之。

璆音求

傷寒歌三卷。　陳氏曰。許叔微撰。凡百篇。皆本仲景法。又有治法八十一篇。及仲景脈法三十六圖。翼傷寒論二卷。辯論五卷。皆未見。

指南方二卷。　陳氏曰。蜀人史堪載之撰。凡三十一門。各有論。

楊氏方二十卷。　陳氏曰。樞密楊倓子靖以家藏方一千一百十有一首刻之當塗。世多用之。

本草單方三十五卷。　陳氏曰。工部侍郎宛邱王俣碩父撰。取本草諸藥條下所載單方。以門類編之。凡四千二百有六方。

何氏方六卷。　陳氏曰。太常博士括蒼何偁德揚撰。

洪氏方一卷。　陳氏曰。鄱陽洪氏撰。

莫氏方一卷。　陳氏曰。刑部郎中吳興莫伯虛致道刻博濟方於永嘉。而以家藏經驗方附於後。

備急總效方四十卷。　陳氏曰。知平江府溧陽李朝正撰。大抵皆單方也。

是齋百一選方三十卷。　陳氏曰。山陰王璆孟玉撰。百一言其選之精也。

三因極一方六卷。　陳氏曰。括蒼陳言無擇撰。三因者內因外因不內外因。其說出金匱要畧。其所述方論。往往皆古書也。

小兒保生方三卷。　陳氏曰。左司郎姑孰李檉與幾撰。

傷寒要旨二卷。　陳氏曰。李檉撰。列方於前。而類證於後。皆不外仲景。

漢東方王氏小兒方二卷。陳氏曰。不著名。

幼幼新書五十卷。陳氏曰。直龍圖閣知潭州劉昉方明撰。集刋未畢而死。徐𢓸壽卿以漕攝郡趣成之。

大衍方十二卷。陳氏曰。朝散大夫孫紹遠稽仲撰。凡藥當預備者四十九種。故名大衍。所在易得者不與焉。諸方附於後。

海上方一卷。陳氏曰。不著姓名。括蒼刻本。館閣書目有此方。云乾道中知處州錢竽編。

集效方一卷。陳氏曰。南康守李觀民集。

胎產經驗方一卷。陳氏曰。陸子正撰集。

葉氏方三卷。陳氏曰。太社令延葉大廉撰。

胡氏方一卷。陳氏曰。不著名。

傳道適用方二卷。陳氏曰。稱拙庵吳彥夔淳熙庚子。

陳氏手集方一卷。陳氏曰。建安陳抃。

選奇方十卷。後集十卷。陳氏曰。青田余綱堯舉撰。

傷寒瀉痢要方一卷。陳氏曰。直龍圖閣長樂陳孔碩膚仲撰。

湯氏嬰孩妙訣二卷。陳氏曰。東陽湯衡撰。衡之祖民望精小兒醫。有子曰麟。登科。麟之子尤邃於祖業。爲此書也。十九篇。

㕮音府咀嚼也藥
之粗剤為㕮咀李
杲垣曰㕮咀古制
也古無刀以口咬
細令如麻豆煎之
…音斂

諸家名方二卷 陳氏曰福建提舉司所刊市肆常貨而局方所未收者
易簡方一卷 陳氏曰永嘉王碩德膚撰增損方三十首㕮咀藥三十品市肆常貨圓子藥十種以爲倉卒應用之備其書盛行於世

四時治要方一卷 陳氏曰永嘉屠鵬時舉撰專爲時疾瘧痢吐瀉傷寒之類雜病不與焉

治奇疾方一卷 陳氏曰夏子益撰凡三十八道皆奇形怪説世間所未見者

傷寒證類要略二卷 玉鑑新書二卷 陳氏曰汴人平堯卿撰專爲傷寒而作皆仲景之舊也亦別未有發明

瘡疹證治一卷 陳氏曰金華謝天錫撰

産寶諸方一卷 陳氏曰不著名氏集諸家方而以十二月産圖冠之

纂要備急諸方一卷 陳氏曰不知何人集皆倉卒危急所須藥及雜術也

摘要方一卷 陳氏曰傷寒十勸及危證十病末載托裏十補散方

劉涓子神仙遺論十卷 陳氏曰東蜀刺史李頔撰按中興書目引崇文總目云宋龔慶宣撰劉涓子者晉末人於丹陽縣得鬼遺方一卷皆治癰疽之法慶宣得而次第之今按唐志有慶宣劉涓子男方十卷未知即此書否卷或一板或止數行名爲十卷實不多也

術濟寶書一卷 陳氏曰稱東軒居士不著名氏治癰疽方也

外科保安方三卷 陳氏曰知興化軍亳社張允蹈家藏方龔參政茂良劉太史夙爲之序跋

五發方論一卷。陳氏曰。不知名氏。亦吳晦父所錄。

李氏集驗背疽方一卷。陳氏曰。泉江李迅嗣立撰。凡五十二條。其議論詳盡曲當。

皇帝醫相馬經三卷。晁氏曰。唐穆蠡集伯樂王良等六家書成此編。皇帝斥神農也。

育駿方三卷。晁氏曰。未詳撰人。相馬術及醫治蓄牧之方。

相馬經一卷。晁氏曰。未詳撰人。相馬法式幷著馬之疾狀及治療之術。李氏書目有之。

董汲旅舍備要方一卷。汲字及之。東平人。

夏德衛生十全方三卷。德字子益。里貫無考。按德又有奇疾方一卷。已見馬考。

王執中鍼灸資生經七卷。執中字叔權。永嘉人。據趙綸序。稱澧陽郡博士。

陳自明婦人大全良方二十四卷。自明字良父。臨川人。官建府醫學教諭。

嚴用和濟生方八卷。用和始末無考。吳澄古今通變仁壽方序曰。世之醫科不一。惟有所傳授得之嘗試者多驗。予最嘉嚴氏濟生方之藥。不泛不繁。用之輒有功。蓋其方乃平日所嘗試而驗者也。

楊士瀛仁齋直指二十六卷。附傷寒類書活人總括七卷。士瀛字登父。號仁齋。福州人。

顱顖經二卷。不著撰人名氏。

明堂灸經八卷。題西方子撰。

急救仙方六卷。不著撰人名氏。

小兒衛生總微論方二十卷。不著撰人名氏。

太醫局程文九卷。按是編皆宋時考試醫學之制。

劉完素素問元機原病式一卷。宣明方論十五卷。傷寒直格方三卷。傷寒標本心法類萃二卷。完素字守眞河南人。事蹟具金史方技傳。本傳略曰完素嘗遇異人陳生飲以酒大醉。及寤洞達醫術。以庸醫多妄說。乃注原病式二萬餘言。然好用涼劑以降心火益肝腎爲主。張元素病機氣宜保命集三卷。元素字潔古易州人。八歲試童子舉。二十七試經義不第。乃去學醫。洞徹其術。治病不用古方。曰運氣不侔。古今異軌。古方新病不相合也。

張從正儒門事親十五卷。傷寒心鏡一卷。從正字子和睢州考城人。興定中召補太醫。尋辭去。事蹟具金史方技傳。

李杲內外傷辨惑論三卷。脾胃論三卷。蘭臺秘藏三卷。杲字明之。自號東垣老人。眞定人。以納貲得官監濟源稅。幼好醫書。捐千金從易州張元素學。盡得其傳。當時以神醫目之。所著書多傳於世。

王好古醫壘元戎十二卷。此事難知二卷。湯液本草三卷。好古字進之。趙州人。官本州教授。其學出於李杲。又嘗受業於張元素。

沙圖穆蘇瑞竹堂經驗方五卷。沙圖穆蘇字謙齋。由御史出爲建昌太守。

危亦林世醫得效方二十卷。亦林字達齋。南豐人。官本州醫學教授。其高祖遇仙人董奉之

考亭者朱熹

二十五世孫傳其祕方因據以成書詳亦林自序

朱震亨格致餘論一卷　局方發揮一卷　金匱鈎玄三卷　震亨字彥脩金華人受業於羅知悌得劉守眞之傳　黄虞稷曰彥脩從許文懿學所居在丹溪學者稱丹溪先生宋景濂言其得考亭正傳爲金華四賢之的嗣不徒以醫名也

滑壽難經本義二卷　壽字伯仁自號攖寧生許州人寄居鄞縣從王居中學受素問難經又叅會張仲景劉守眞李明之三家而貫通之所治無不愈天台朱石撫其治疾神效者數十事爲作傳

王國端扁鵲神應鍼灸玉龍經一卷　國端婺源人

鄒鉉壽親養老新書四卷　鉉泰寧人　按是書第一卷即宋陳直之養老奉親書已見馬考第二卷以下皆鉉所續增也

齊德之外科精義二卷　德之官醫學博士充御藥院外科太醫

戴啓宗脈訣刊誤二卷　啓宗字同父金陵人官龍興路儒學教授

王履醫經溯洄集二卷　履字安道崑山人學醫於朱丹溪盡得其術

劉洪傷寒心要一卷　洪都梁人始末無考

何若愚流注指微賦一卷　若愚爵里無考

艾元英如意方二卷　元英東平人

朱夫子云穀不熟曰饑菜不熟曰饉

王珪泰定養生主論十六卷。珪字均章自號中陽老人嘗從仕棄官歸隱虞山下慕丹術尤邃於醫。

類編南北經驗醫方大成十卷。題文江孫允賢撰。按是書本名醫方集成後爲坊賈增輯改題此名。

馬宗素傷寒醫鑑二卷。宗素始末無考。按是書載河間六書皆采劉完素之說以駁朱肱南陽活人書。

周王橚救荒本草二卷。橚太祖第五子洪武十一年封十四年就藩開封建文中廢徙雲南永樂初復爵洪熙元年薨謚定。按明史橚稱好學能詞賦以國土坦衍庶草蕃蕪考核其可佐饑饉者四百餘種繪圖上之即此書也。

周定王橚普濟方四百一十六卷。橚事實見上。

周文采醫方選要十卷。文采洪武時人。

戴原禮推求師意二卷。原禮朱震亨門人。

徐用誠玉機微義五十卷。用誠字彥純會稽人。案是書爲用誠所撰而劉純續增之純字宗原咸寧人。

徐用宣小兒方十卷。用宣衢州人。

徐謙仁錄十六卷。謙字仲光嘉興人。按是書專論治痘諸法。

劉宇安老懷幼書四卷。宇字志大河南人。成化進士。官山西按察副使。

薛鎧保嬰撮要八卷。鎧字良武吳縣人。官太醫院醫士。

何瑭醫學管見一卷。瑭字柏齋懷慶人。弘治進士。官南京右副都御史。謚文定事蹟具明史儒林傳。

周宏衛生集四卷。宏里貫無考。

劉純雜病治例一卷。傷寒治例一卷。純見前。其父橘泉翁受醫術於朱震亨。純幼承家學。又從其鄉馮廷幹許宗魯邱克容游。盡得其法。

蔣儀藥鏡四卷。儀嘉興人。正德進士。

丁瓚素問鈔補正十二卷。瓚字點白鎮江人。嘉靖進士。官溫州府知府。

薛己薛氏醫案七十八卷。己字立齋吳縣人。正德間以薦授御醫。擢南京太醫院判。晉院使。

汪機讀素問鈔九卷。鍼灸問對三卷。外科理例七卷。附方一卷。運氣易覽三卷。痘證理辨一卷。附方一卷。機字省之祁門人。精通醫理治病多奇中。與吳縣張頤杞李可大常熟繆希雍齊名。

馬蒔素問註證發微九卷。蒔字仲化會稽人。

陳會神應經一卷。會字善同里貫無考。按是書前有宗派圖。稱桑梓君席宏達九傳至席華叔。十傳至席信卿。十一傳至會。會傳二十四人。皆歷歷可據。

陳桷石山醫案三卷。桷字惟宜祁門人。
江瓘名醫類案十二卷。瓘字民瑩歙縣諸生因病學醫子應宿世其業。
孫一奎赤水元珠三十卷。醫旨緒餘二卷。孫氏醫案五卷。一奎字文垣號東宿又號生生休甯人。醫案五卷。一奎輯其子泰來明來編。
李時珍本草綱目五十二卷。奇經八脈考一卷。瀕湖脈學一卷。時珍字東璧蘄州人官楚王府奉祠正敕封文林郎蓬溪知縣事蹟具明史方技傳。
王世相醫開一卷。世相字秀鄰號清溪蒲州人官延川知縣。
李濂醫史十卷。濂字川父祥符人舉正德八年鄉試第一明年成進士授沔陽知州稍遷甯波同知擢山西僉事嘉靖五年以大計免歸年纔三十有八益肆力於學兼及於醫。
虞摶醫學正傳八卷。摶字天民自號花溪恒德老人義烏人其學以朱震亨爲宗而參以張機孫思邈李杲諸家之說。
萬表萬氏家鈔濟世良方六卷。表字名望鄞縣人正德武進士累官都督同知。按是編乃萬表孫邦孚所增輯邦孚字汝永官都督僉事。
胡嗣廉編校靈祕十八方加減一卷。嗣廉濟南人。
李湯卿心印紺珠經二卷。湯卿里貫無考。
吳正倫養生類要二卷。正倫字子敘自號春巖子歙縣人。

中國醫門小史

高士志齋醫論二卷。　士字志齋鄞縣人。
陳士賢經驗良方十一卷。仕賢字邦憲。福清人。嘉靖進士。官副都御史。
方廣丹溪心法附餘二十四卷。　廣字約之。號古齋休寧人。
董炳避水集驗要方四卷。　炳字文化。河州人。父相字玉鶴。以醫得名。柳應聘為作玉鶴翁傳。
炳別號懷鶴。　按是編乃隆慶丙寅淮水決時。炳避居樓上所集。故以避水為名。
方有執傷寒論條辨八卷。　本草鈔一卷。　或問一卷。　痙書一卷。　有執字仲行。歙縣人。
王肯堂證治準繩一百二十卷。　肯堂字宇泰。號念西居士。金壇縣人。萬歷間進士官至福建
參政。穎悟好學。聲著館閣。最善著書。而於岐黃家言若夙契。其母嘗遘疾。延醫治之。議論各
殊。心陋之。乃銳志於方藥。無何。妹病危。肯堂治之愈。鄉黨漸知名。延診求方。戶屨常滿。其父以
為妨廢舉業。嚴戒之。乃不復究。登第後。益肆力於醫學。鄉曲中有抱沈疴者。求治無不立應。年
八十忽患脾泄。諸醫以為年高體衰。輒投滋補藥。病益劇。最後延李中梓治之。中梓曰。公體肥
多痰。愈補則愈滯。當用迅利藥盪滌之。能勿疑乎。肯堂曰。當世之醫。惟我二人。君定方。我服藥。
又何疑乎。乃用巴豆霜下痰涎數升而愈。著有證治準繩集明以前醫學之大成。　肯堂自序
畧曰。余銳志醫學。採取古今方論。參以鄙見。而命高生隱次第錄之。先成雜病論與方各八巨
帙。
繆希雍先醒齋廣筆記四卷。　神農本草經疏三十卷。　希雍字仲醇。常熟人。附見明史方技

姓改性

傳李時珍傳中 按天啟中王昭徽作點將錄以東林諸人分配水滸傳一百八人姓名稱希雍爲神醫安道全宋國楨湧幢小品記天啓辛酉國楨患膈病上下如分兩截中痛甚不能支希雍用蘇子五錢飲之即止亦可見其技之工矣

張介賓類經三十二卷 景岳全書六十四卷 介賓字會卿號景岳山陰人從名醫金英游遂精醫道 葉秉敬序畧曰景岳治病一以內經爲主但恐內經資於自用而不能與天下共用乃著類經三十二卷釐爲三百九十條益以圖翼十一卷附翼四卷殫精極微有功於軒岐大矣

馮時可上池雜說一卷

皇甫中傷寒指掌十四卷 中字雲洲仁和人

楊繼洲鍼灸大全十卷 繼洲平陽人萬曆中醫官

張三錫醫學六要十九卷 三錫字叔承應天人

李中梓刪補頤生微論四卷 雷公炮製藥性解六卷 中梓字士材華亭人

劉應泰魯府祕方四卷 應泰官魯王府侍醫

吳有姓瘟疫論一卷補遺一卷 有姓字又可震澤人

王化貞普門醫品四十八卷 補遺四卷 化貞字肖乾諸城人萬歷進士官至僉都御史撫遼東事蹟附見明史熊廷弼傳

吳勉學編河間六書二十七卷。勉學字肖愚。歙縣人。
黃承昊折肱漫錄六卷。承昊字履素。號闇齋。秀水人。洪憲子。萬歷進士。官福建按察使。
高武鍼灸聚英四卷。鍼灸節要三卷。武里貫無考。
盧之頤本草乘雅半偈十卷。痎瘧論疏一卷。之頤字子繇。錢塘人。
御定醫宗金鑑九十卷。乾隆四年大學士伯鄂爾泰等奉勅撰。謹案醫雖小道。而學必深於古。用必酌乎時。岐伯秦越人後。精其業者不少槩見。雖以宋代重醫而官撰局方。未能實裨於療治。皇上仁育萬民。同登壽宇。特爲釐定此編。凡訂正傷寒論註十七卷。訂正金匱要畧註八卷。删補名醫方論八卷。四診要訣運氣要訣各一卷。諸科心法要訣共五十一卷。正骨心法要旨四卷。斟酌適中。權衡允當。洵乎拯濟生民之要術也已。
尚論篇八卷。醫門法律六卷。附寓意草一卷。清喻昌撰。謹案是書有三百九十七法。凡太陽經篇一百五十五法。陽明經篇七十三法。少陽經篇二十一法。附合病九法。併病五法。壞病二法。痰病三法。太陰經全篇九法。少陰經前篇後篇四十四法。厥陰經全篇五十五法。附過經不解病四法。差後勞復六法。陰陽易病一法。有自序。以爲引伸觸類。究不敢於仲景論外溢一辭。至醫門法律者。治則著以法。誤則罪以律也。
聖濟總錄纂要二十六卷。清程林删定宋政和中原本。謹案宋徽宗御製聖濟經十卷。又詔海內名醫纂輯二百卷。林撮其大要。汰其荒誕。別擇具有條理。足爲岐黃家資考證焉。

綮音磬
肯綮、筋肉结處也
傳竹戀切乘傳送之
官表云公乘
第八爵也顏師古
云之言其得乘公

傷寒舌鑑一卷。清張登撰。謹案以舌觀病之法始於漢張機傷寒論此編分胎色八種爲圖一百二十視金鏡錄觀舌心法等書繁簡尤爲得中也。

傷寒兼證析義一卷。清張倬撰。謹案傷寒論合病併病惟及六經兼證而未及雜症倬作是書以補之使分別施療不惑於多岐凡十七篇。

絳雪園古方選註三卷附得宜本草一卷。清王子接撰。謹案此書選錄古方而推闡其製方之意辨析往往造微附載本草亦殊簡括。

釋骨一卷。清沈彤撰。自序曰此編爲吳文球講明經穴而作。

神農本草經百種錄一卷。蘭臺軌範八卷。傷寒類方一卷。醫學源流論二卷。難經經釋二卷。醫貫砭二卷。清徐大椿撰。謹案大椿說醫猶毛奇齡說經論病如秦越人論方如孫思邈輩無不遭其詆排然其辨論實有切中肯綮之處固非庸醫所能知也。

第六章　兩漢以下名醫列傳

前漢

淳于意　陽慶　公孫光

史記本傳太倉公者齊太倉長臨菑人也姓淳于氏名意少而喜醫方術高后八年更受師同郡元里公乘陽慶慶年七十餘無子使意盡去其故方更悉以禁方予之傳黃帝扁鵲之脈書五色診病知人死生決嫌疑定可治及藥論甚精受之三年爲人治病決死生多驗然左右行

車也撫出乘蓋以
内為氏出壺出三老
乘興也
按漢書年表孝文
十二年除肉刑
刑法志孝文即
位十三年除肉刑
孟康云黥劓二
左右趾一凡三
可咳謂奇秘異
常也
内関八十一難注云
関遂入尺為内関
脉從関至
尺澤名内関也

游諸侯不以家爲家或不爲人治病病家多怨之者文帝四年中人上書言意以刑罪當傳西之長安意有五女隨而泣意怒罵曰生子不生男緩急無可使者於是少女緹縈傷父之言乃隨父西上書曰妾父爲吏齊中稱其廉平今坐法當刑妾切痛死者不可復生刑者不可復續雖欲改過自新其道莫由終不可得妾願入身爲官婢以贖父刑罪使得改過自新也書聞上悲其意此歲中亦除肉刑法意家居詔召問所爲治病死生驗者幾何人主名爲誰詔問故太倉長臣意方伎所長及所能治病者有其書無有皆安受學受學幾何歲嘗有所驗何縣里人也何病醫藥已其病之狀皆何如具悉而對臣意對曰自意少時喜醫藥醫藥方試之多不驗者至高后八年得見師臨菑元里公乘陽慶慶年七十餘意得見事之謂意曰盡去而方書非是也慶有古先道遺傳黃帝扁鵲之脈書五色診病知人生死決嫌疑定可治及藥論書甚精我家給富心愛公欲盡以我禁方書悉教公臣意即曰幸甚非意之所敢望也臣意即避席再拜謁受其脈書上下經五色診奇咳術揆度陰陽外變藥論石神接陰陽禁書受讀解驗之可一年所明歲即驗之有驗然尚未精也要事之三年所即嘗已爲人治診病決死生有驗精良今慶已死十年所臣意年盡三年年三十九歲也

齊侍御史成自言病頭痛臣意診其脈曰君之病惡不可言也即出獨告成弟昌曰此病疽也內發於腸胃之間後五日當臃腫後八日嘔膿死成之病得之飲酒且內成即如期死所以知成之病者臣意切其脈得肝氣肝氣濁而靜此內關之病也脈法曰脈長而弦不得代四時者其病主在於肝和即經主病也代則絡脈

齊音齋

心不欲也

逷音唐逷者盪也逷心猶刺其心也

蹷氣從下蹷起上行外及心聲也

音寧

音拋又音胞

音巡

毳也暴也

有過經主病和者其病得之筋髓裏其代絕而脈賁者病得之酒且內所以知其後五日而臃腫八日嘔膿死者切其脈時少陽初代代者經病病去過人人則去絡脈主病當其時少陽初關一分故中熱而膿未發也及五分則至少陽之界及八日則嘔膿死故上二分而膿發至界而臃腫盡泄而死熱則上薰陽明爛流絡流絡動則脈結發脈結發則爛解故絡交熱氣已上行至頭而動故頭痛　齊王中子諸嬰兒小子病召臣意診切其脈告曰氣鬲病病使人煩懣食不下時嘔沫病得之少憂數忔食飲意即爲之作下氣湯以飲之一日氣下二日能食三日即病愈所以知小子之病者診其脈心氣也濁躁而經也此絡陽病也脈法曰脈來數病去難而不一者病主在心周身熱脈盛者爲重陽重陽者逷心主故煩懣食不下則絡脈有過絡脈有過則血上出血上出者死此悲心所生也病得之憂也　齊郎中令循病衆醫皆以爲蹶入中而刺之臣意診之曰湧疝也令人不得前後溲循曰不得前後溲三日矣臣意飲以火齊湯一飲得前溲再飲大溲三飲而疾愈病得之內所以知循病者切其脈時右口氣急脈無五臟氣右口脈大而數數者中下熱而湧左爲下右爲上皆無五藏應故曰湧疝中熱故溺赤也　齊中御府長信病臣意入診其脈告曰熱病氣也然暑汗脈少衰不死曰此病得之當浴流水而寒甚已則熱信曰唯然往冬時爲王使於楚至莒縣陽周水而莒橋梁頗壞信則擥車轅未欲渡也馬驚即墮信身入水中幾死吏即來救信出之水中衣盡濡有間而身寒已熱如火至今不可以見寒臣意即爲之湯液火齊逐熱一飲汗盡再飲熱去三飲病已即使服藥出入二

十日身無病者所以知信之病者切其脈時幷陰脈法曰熱病陰陽交者死切之不交幷陰幷陰者脈順清而愈其熱雖未盡猶活也腎氣有時間濁在太陰脈口而希是水氣也腎固主水故以此知之失治一時即轉爲寒熱　齊王太后病召臣意入診脈曰風癉客脬難於大小溲溺赤臣意飲以火齊湯一飲即前後溲再飲病已溺如故病得之流汗出滫滫者去衣而汗晞也所以知齊王太后者臣意診其脈切其太陰之口濕然風氣也脈法曰沈之而大堅浮之而大緊者病主在腎腎切之而相反也脈大而躁大者膀胱氣也躁者中有熱而溺赤　齊章武里曹山跗病臣意診其脈曰肺消癉也加以寒熱即告其人曰死不治適其共養此不當醫治法曰後三日而當狂妄起行欲走後五日死即如期死山跗病得之盛怒而以接內所以知山跗之病者臣意切其脈肺氣熱也脈法曰不平不鼓形弊此五藏高之遠數以經病也故切之時不平而代不平者血不居其處代者時參擊並至乍躁乍大也此兩絡脈絕故死不治所以加寒熱者言其人尸奪尸奪者形弊不當關灸鑱石及飲毒藥也意未往診時齊太醫先診山跗病灸其足少陽脈口而飲之半夏丸病者即泄注腹中虛又灸其少陰脈是壞肝剛絕深如是重損病者氣以故加寒熱所以後三日而當狂者肝一絡連屬結絕乳下陽明故絡絕開陽明脈陽明脈傷即當狂走後五日死者肝與心相去五分故五日盡盡則死矣　齊中尉潘滿如病少腹痛臣意診其脈曰遺積瘕也臣意即謂齊太僕臣饒內史臣繇曰中尉不復自止於內則三十日死後二十餘日溲血死病得之酒且內所以知潘滿如病者臣意切其脈深小弱

音旦勞病也

癉之病疾居膀

腎主二便与膀胱

表裡

齊湯即黃連解

湯或云即黃連

味

症風濕因肺受之

主通調水道而

於脬

經云心移熱於肺

肺消飲一溲二死

云心移熱於肺傳

膈消又云癉成為

中又有肝癉胆癉

怒接內則肝傷不能藏血　兩絡者肝腎也　肝腎無氣故脉代

素問陽氣衰於則為寒厥陰氣衰於下則為熱厥
熱厥為酒与穀氣遍所致又三陰三陽俱有熱厥

其卒然合。合也。是脾氣也。右脈口氣至緊小。見瘕氣也。以次相乘。故三十日死。三陰俱搏者如法。不俱搏者。決在急期。一搏一代者近也。故其三陰搏。溲血如前止。

陽虛侯相趙章病。召臣意。衆醫以爲寒中。臣意診其脈曰。迵風。迵風者。飲食下嗌而輒出不留。法曰五日死。而後十日乃死。病得之酒。所以知趙章之病者。臣意切其脈、脈來滑。是內風氣也。飲食下嗌而輒出不留者。法五日死。皆爲前分界法。後十日乃死。所以過期者。其人嗜粥。故中藏實。中藏實故過期。師言曰。安穀者過期。不安穀者不及期。

濟北王病。召臣意。診其脈曰。風蹶胃滿。即爲藥酒。盡三石、病已。得之汗出伏地。所以知濟北王病者。臣意切其脈時風氣也。心脈濁。病法過入其陽。陽氣盡而陰氣入。陰氣入張、則寒氣上而熱氣下。故胃滿。汗出伏地者。切其脈氣陰。陰氣者病必入中。出及瀺水也。

齊北宮司空命婦出於病。衆醫皆以爲風入中。病主在肺。刺其足少陰脈。臣意診其脈曰。病氣疝客於膀胱。難於前後溲而溺赤。病見寒氣則遺溺。使入腹腫。出於病得之欲、溺、不得。因以接內。所以知出於病者。切其脈大而實。其來難。是厥陰之動也。脈來難者疝氣之客、於膀胱也。腹之所以腫者。言厥陰之絡結小腹也。厥陰有過則脈結動。動則腹腫。臣意即灸其足厥陰之脈。左右各一所。即不遺溺而溲清。小腹痛止。即更爲火齊湯以飲之。三日而疝氣散即愈。

故濟北王阿母自言足熱而懣。臣意告曰。熱厥也。則刺其足心各三所。按之無出血。病旋已。病得之飲酒太醉。

濟北王召臣意診脈、諸女子侍者。至女子豎。豎無病。臣意告永巷長曰。豎傷脾不可勞。法當春嘔血死。臣意言王曰。才人女子豎何能。王曰、是好爲方多伎。

為所是案法新謂能於舊方伎生新意也

音浪 蕩音巖

五六枚比較也

能爲所是案法新往年市之民所四百七十萬曹偶四人王曰得毋有病乎臣意對曰暨病重在死法中王召視之其顏色不變以爲不然不賣諸侯所至春暨奉劍從王之厠王去暨後王令人召之即仆於厠嘔血死病得之流汗流汗者同法病內重毛髮而色澤脈不衰此亦關內之病也　齊中大夫病齲齒臣意灸其左太陽明脈即爲苦參湯日漱三升出入五六日病已得之風及臥開口食而不漱　菑川王美人懷子而不乳來召臣意臣意往飲以莨菪藥一撮以酒飲之旋乳臣意復診其脈而脈躁躁者有餘病即以硝石一劑出血血如豆比五六枚

齊丞相舍人奴從朝入宮臣意見之食閨門外望其色有病氣臣意即告宦者平平好爲脈學臣意所臣意即示之舍人奴病告之曰此傷脾氣也當至春膈塞不通不能食飲法至夏泄血死宦者平即往告相曰君之舍人奴有病病重死期有日相君曰卿何以知之曰君朝時入宮君之舍人奴盡食閨門外平與倉公立即示平曰病如是者死相即召舍人而謂之曰公奴有病否舍人曰奴無病身無痛者至春果病至四月泄血死所以知奴病者脾氣周乘五臟傷部而交故傷脾之色也望之殺然黃察之如死青之茲衆醫不知以爲大蟲不知傷脾所以至春死病者胃氣黃黃者土氣土不勝木故至春死所以至夏死者脈法曰病重而脈順清者曰內關內關之病人不知其所痛心急然無苦若加以一病死中春一愈順及一時其所以四月死者診其人時愈順愈順者人尚肥也奴之病得之流汗數出炙於火而以出見大風也　菑川王病召臣意診脈曰蹶上爲重頭痛身熱使人煩懣臣意即以寒水拊其頭刺足陽明脈左右

按腎為作強之官
力傷之藏病及
膀胱失氣化之權
故不得溲
腰背為少陰兼太
陽　竄酏製又
寒熱為厥陰兼
陽
寒月事不下當作
脈病解
氣鬱血滯而脈結故
其來難堅
火熾盛脈乃上溢
故曰出左口

各三所。病旋已。病得之沐髮未乾而臥。診如前。所以蹶。頭熱至肩。　齊王黃姬兄黃長卿。家有酒召客。召臣意。諸客坐。未上食。意望見王后弟宋建。告曰君有病。往四五日君腰脇痛。不可俛仰。又不得小溲。不亟治。病即入濡腎。及其未舍五臟。急治之。方今客腎濡。此所謂腎痺也。宋建曰然。建故有腰脊痛。往四五日天雨。黃氏諸倩見建家京下方石。即弄之。建亦欲效之。效之不能起。即復置之。暮腰脊痛不得溺。至今不愈。建病得之好持重。所以知建病者。意見其色太陽色乾。腎部上及界腰以下者。枯四分所。故以往四五日知其發也。意即爲柔湯使服之。十八日所。而病愈。　濟北王侍者韓女。病腰背痛寒熱。衆醫皆以爲寒熱也。臣意診脈曰。內寒月事不下也。即竄以藥。旋下。病已。病得之欲男子不可得也。所以知其病者。診其脈時。切之腎脈也。嗇而不屬。嗇而不屬者。其來難堅。故曰月不下。肝脈弦出左口。故曰欲男子不可得也。　臨菑氾里女子薄吾病甚。衆醫皆以爲寒熱篤。當死不治。臣意診其脈曰。蟯瘕。蟯瘕爲病。腹大上膚黃麤。循之戚戚然。臣意飲以芫華一撮。即出蟯可數升病已。三十日如故。病蟯得之於寒濕。寒濕氣宛篤不發。化爲蟲。臣意所以知薄吾病者。切其脈。循其尺。其尺索刺麤。而毛美奉髮。是蟲氣也。其色澤者。中藏無邪氣及重病。　齊淳于司馬病。臣意切其脈。告曰。當病迵風。迵風之狀。飲食下嗌。輒後之。病得之飽食而疾走。淳于司馬曰。我之王家食馬肝。食飽甚。見酒來。即走去。驅疾至舍。即泄數十次。臣意告曰。爲火齊米汁飲之。七八日而當愈。時醫秦信在旁。臣意去。謂左右閣都尉曰。意以淳于司馬病爲何。曰以爲迵風。可治。信即笑曰。是不知也。淳于司馬病。法當後九日死。即後九日不死。其家復召臣意。意往問之。盡如意診。臣即爲一火齊米汁。使服之。七八日病已。所以知之者。診其脈時。切之盡如法。其病順。故不死。　齊中郞破石病。臣意診其脈。告曰。肺傷不治。當後十日丁亥溲血死。即後十一日溲血而死。破石之病。得之墮馬僵石上。所以知破石之病者。切其脈得肺陰氣。其來散數道至而不一也。色又乘之。所以知其墮馬者。切之得番陰脈。番陰脈入虛裏乘肺脈。肺脈散者。固色變也。乘之。所以不中期死者。師言曰。病者安穀即過期。不安穀則不及期。其人嗜黍。黍主肺。故過期。所以溲血者。診脈法曰。病養喜陰處者順死。喜養陽處者逆死。其人喜自靜不躁。又久安坐伏几而寐。故血下泄。　齊王侍醫遂病。自練五色石服之。臣意往過之。遂謂意曰。不肖有病。幸診遂也。臣意即診之。告曰。公病中熱。論曰。中熱不溲者。不可服五石。石之爲藥精悍。公服之不得數溲。亟勿服。色將發癰。遂曰。扁鵲曰。陰石以治陰病。陽石以治陽病。夫藥石者有陰陽水火之劑。故中熱。即爲陰石柔劑治之。中寒。即爲陽石剛劑治之。臣意曰。公所論遠矣。扁鵲雖言若是。然必審診。起度量。立規矩。稱權衡。合色脈。表裏有餘不足。順逆之法。參其人動靜與息相應。乃可以論。論曰。陽疾處內。陰形應外者。不加悍藥及鑱石。夫悍藥入中。則邪辟矣。而宛氣愈深。診法曰。二陰應外。一陽接內者。不可以剛藥。剛藥入則動陽。陰病益衰。陽病益著。邪氣流行。爲重困於俞。忿發爲疽。意告之後百餘日。果爲疽發乳上。入缺盆。死。此謂論之大體也。必有經紀。拙工有一不習。文理陰陽失矣。　齊王故爲陽虛侯時。病甚。衆醫皆以爲蹶。臣意意診脈。以爲痺。根在右脅下。大如覆杯。令人喘。逆氣

瘖風四肢不用也
瘖失音也 按經云
肺熱葉焦則生痿
躄 蘇謂飲酒見大
風氣者是肺為風
邪所傷故痿而
失音也
又云脾病四肢不用
則脾土亦為濕所
傷矣
要蹶 要字當腰
誤
旦日明旦也 旦日之
夕死者猶言明日之
死也
須貧音貿 目不明
之貌

不能食。臣意即以火齊粥且飲、六日病已。病得之內。診之時。不能識其經解。大識其病所在。臣意嘗診安陽武都里成開方。開方自以為不病。臣意謂之病苦沓風。三歲四支不能自用。使人瘖。瘖即死。今聞其四支不能用。瘖而未死也。病得之數飲酒。以見大風氣。所以知成開方病者。診之、其脈法奇欬、言曰、藏氣相反者死。切之得腎反肺。法曰、三歲死也。

安陵阪里。公乘項處病。臣意診脈曰。牡疝。在鬲下。上連肺。病得之內。臣意謂之慎毋為勞力事。為勞力事則必嘔血死。處後蹴踘要蹶。寒汗出多。即嘔血。臣意復診之曰。當旦日日夕死。即死。病得之內。所以知項處病者。切其脈得番陽。番陽入虛裏。處旦日死。一番一絡者、牡疝也。

臣意曰。他所診。期決死生。及所治已病衆多。久頗忘之。不能盡識。不敢以對。

問臣意所診治病。病名多同而診異。或死或不死、何也。對曰。病名多相類。不可知。故古聖人為之脈法。以起度量。立規矩。縣權衡。案繩墨。調陰陽。別人之脈。各名之。與天地相應。參合於人。故乃別百病以異之。有數者皆異之。無數者同之。然脈法不可勝驗。診疾人以度異之。乃可別同名。命病主在所居。今臣意所診者。皆有診籍。所以別之者。臣意所受師方適成。師死。以故表籍所診。期決死生。觀所失所得者。合脈法。以故至今知之。

問臣意曰。所期病決死生。或不應期。何故。對曰。此皆飲食喜怒不節。或不當飲藥。或不當針灸。以故不中期死也。

問臣意。意方能知病死生。論藥用所宜。諸侯王大臣有嘗問意者。不及文王病時。不求意診治。何故。對曰。趙王。膠西王。濟南王。吳王。皆使人來召臣意。臣意不敢往。文王病時。臣意家貧。欲為人治病。誠恐吏以除拘臣意也。故移名數左右。不脩

中國醫門小史 卷上 二十八

家生出行游國中問善爲方數者事之久矣見事數師悉受其要事盡其方書意及解論之身居陽虛侯國因事侯侯入朝臣意從之長安以故得診安陵項處等病也　問臣意知文王所以得病不起之狀臣意對曰不見文王病然竊聞文王病喘頭痛目不明臣意心論之以爲非病也以爲肥而蓄精身體不得搖骨肉不相任故喘不當醫治脈法曰年二十脈氣當趨年三十當疾步年四十當安坐年五十當安臥年六十以上氣當大董文王年未滿二十方脈氣之趨也而徐之不應天道四時後聞醫灸之即篤此論病之過也臣意論之以爲神氣爭而邪氣入非年少所能復之也以故死所謂氣者當調飲食擇晏日車步廣志以適筋骨血脈以瀉氣故年二十是謂易貿法不當砭灸砭灸至氣逐　問臣意師慶安受之聞於齊諸侯不對曰不知慶所師受慶家富善爲醫不肯爲人治病當以此故不聞慶又告臣意曰愼毋令我子孫知若學我方也　問臣意師慶何見於意而愛意欲悉教意方對曰臣意不聞師慶爲方善也意所以知慶者意少時好諸方事臣意試其方皆多驗精良臣意聞菑川唐里公孫光善爲古傳方臣意即往謁之得見事之受方化陰陽及傳語法臣意悉受書之臣意欲盡受他精方公孫光曰吾方盡矣不爲愛公所吾身已衰無所復事之是吾年少所受妙方也悉與公毋以教人臣意曰得見事侍公前悉得禁方幸甚意死不敢妄傳人居有間公孫光間處臣意深論方見言百世爲之精也師光喜曰公必爲國工吾有所善者皆疏同產處臨菑善爲方吾不若其方甚奇非世之所聞也吾年中時嘗欲受其方楊中倩不肯曰若非其人也胥與公往見之當知

公喜方也其人亦老矣其家給富時者未往會慶子男殷來獻馬因師光奏馬王所意以故得與殷善光又屬意於殷曰意好數公必謹遇之其人聖儒即爲書以意屬陽慶以故知慶臣意事慶謹以故愛意也　問臣意吏民嘗有事學意方及畢盡得意方不何縣里人對曰臨菑人宋邑邑學臣意教以五診歲餘濟北王遣太醫高期王禹學臣意教以經脈高下及奇絡結當論俞所居及氣當上下出入邪正逆順以宜鑱石定砭灸處歲餘菑川王時遣太倉馬長馮信正方臣意教以案法逆順論藥法定五味及和齊湯法高永侯家杜信喜脈來學臣意教以上下經脈五診二歲餘臨菑召里唐安來學臣意教以五診上下經脈奇咳四時應陰陽重未成除爲齊王侍醫　問臣意診病決死生能全無失乎臣意對曰意治病人必先切其脈乃治之敗逆者不可治其順者乃治之心不精脈所期死生視可治時時失之臣意不能全也

蘇耽

列仙傳蘇耽桂陽人也漢文帝時得道人稱蘇仙公早喪所怙鄉里以仁孝著聞宅在郡城東北距縣治百餘里公與母共食母曰無鮓公即輟筯起身取錢而去須臾以鮓至母曰何所得來公曰縣市母曰去縣道往返百餘里頃刻而至汝欺我也公曰買鮓時見舅氏約明日至次日舅果至一日雲間儀衛降宅公語母曰某受命仙籙當違色養母曰我何存活公以兩盤留母需飲食扣小盤需錢帛扣大盤所需立至又語母曰明年天下疾疫庭中井水橘樹患疫者與井水一升橘葉一枚飲之立愈後果然求水葉者遠至千里應手而愈

元俗

古今醫統元俗河間人餌巴豆賣藥都市河間王病瘕服元俗藥下蛇數十餘頭而愈王見元俗於日中無影以女配之元俗夜逃去隱於常山下

後漢

郭玉

後漢書方術傳郭玉廣漢雒人也初有老父常漁釣於涪水見有疾者時下針石輒應時而效乃著針經診脈法傳於世弟子程高尋求積年翁乃授之玉少師事高學方診六微之技陰陽不測之術和帝時為太醫丞多有效應帝奇之仍試令嬖臣美手腕者與女子雜處帷中使玉各診一手問所疾苦玉曰左陰右陽脈有男女狀若異人臣疑其故帝歎息稱善玉仁愛不矜雖貧賤廝養必盡其心力而醫療貴人時或不愈乃令貴人羸服變處一針即差召玉問狀對曰醫之為言意也腠理至微隨氣用巧針石之間毫芒即乖神存於心手之際可得解不可得言也夫貴者處尊高以臨臣臣懷怖懾以承之其為療也有四難焉自用意而不任臣一難也將身不謹二難也骨節不彊不能使藥三難也好逸惡勞四難也針有分寸時有破漏重以恐懼之心加以裁慎之志臣意且猶不盡何有於病哉此其所為不愈也帝善其對年老卒官

張伯祖

古今醫統張伯祖南陽人性志沈簡篤好方書精明脈證療病十全當時所重張仲景曾師之

張仲景

何顒別傳同郡張仲景總角造顒謂曰君用思精而韻不高後將爲名醫卒如其言顒先識獨覺言無虛發仲景之方術今傳於世　皇甫謐甲乙經序漢有張仲景奇方異治施世者多不能盡記其本末見侍中王仲宣時年二十餘謂曰君有病四十當眉落眉落半年而死令服五石湯可免仲宣嫌其言忤受湯勿服居三日見仲宣謂曰服湯否仲宣曰已服仲景曰色候固非服湯之診君何輕命也仲宣猶不言後二十年果眉落後一百八十七日而死終如其言仲景論廣伊尹爲數十卷用之多驗　襄陽府志張機字仲景南陽棘陽人學醫於同郡張伯祖盡得其傳靈帝時舉孝廉官至長沙太守少時與同郡何顒客遊洛陽顒謂人曰仲景之術精於伯祖仲景宗族二百餘口自建安以來未及十稔死者三之二而傷寒居其七乃著傷寒論十卷行於世華陀讀而喜曰此眞活人書也又著金匱玉函要畧三卷漢魏迄今家肆戶習者推爲醫中亞聖而范蔚宗後漢書不爲仲景立傳君子有遺憾焉

華陀

後漢書方術傳華陀字元化沛國譙人也一名旉游學徐土兼通數經曉養性之術年且百歲而猶有壯容時人以爲仙沛相陳珪舉孝廉太尉黃琬辟皆不就精於方藥處齊不過數種心識分銖不假稱量針灸不過數處若疾發結於內針藥所不及者乃令先以酒服麻沸散既醉無所覺因刳破腹背抽割積聚若在腸胃則斷截湔洗除去疾穢既而縫合傅以神膏四五

日創愈一月之間皆平復　佗嘗行道見有病咽塞者因語之曰向來道隅有賣餅人蒜虀甚酸可取三升飲之病自當去即如佗言立吐一蛇乃懸於車而候佗時佗小兒戲於門中逆見自相謂曰客車邊有物必是逢我翁也及客進顧視壁北懸蛇以十數乃知其奇　又有一郡守篤病久佗以爲盛怒則差乃多受其貨而不加功無何棄去又留書罵之太守果大怒令人追殺佗不及因瞋恚吐黑血數升而愈　又有疾者詣佗求療佗曰君病根深應當剖破腹然君壽亦不過十年病不能相殺也病者不堪其苦必欲除之佗遂下療應時愈十年竟死　廣陵太守陳登忽患胸中煩懣面赤不食佗脈之曰府君胃中有蟲欲成內疽腥物所爲也即作湯二升再服須臾吐出三升許蟲頭赤而動半身猶是生魚膾所苦便愈佗曰此病後三期當發遇良醫可救登至疾動時佗不在遂死　曹操聞而召佗常在左右操積苦頭風眩佗針隨手而差　有李將軍者妻病呼佗視脈佗曰傷身而胎不去將軍言間實傷身胎已去矣佗曰案脈胎未去也將軍以爲不然妻稍差百餘日復動更呼佗佗曰脈理如前是兩胎先生者去血多故後兒不得出也胎既已死血脈不復歸必燥著母脊乃爲下針幷令進湯婦因欲產而不通佗曰死胎枯燥勢不自生使人探之果得死胎人形可識但其色已黑佗之絕技皆此類也　爲人性惡難得意且恥以醫見業又去家思歸乃就操求還取方因託妻疾數期不反操累書呼之又勑郡縣發遣佗恃能厭事猶不肯至操大怒使人廉之知妻詐疾乃收付獄訊考首驗服荀彧請曰佗方術實工人命所懸宜加全宥操不從竟殺之佗臨死出一卷書與獄吏

曰

可以活人吏畏法不敢受佗亦不強索火燒之　初軍吏李成苦欬晝夜不寐佗以爲腸癰與散兩錢服之即吐二升膿血於此漸愈乃戒之曰後十八歲疾當發動若不得此藥不可差也復分散與之後五六歲有里人如成先病請藥甚急成愍而與之乃故往譙更從佗求適值見收竟不忍言後十八年成病發無藥而死　廣陵吳普彭城樊阿皆從佗學普依準佗療病多所全濟佗語普曰人體欲得勞動但不當使極耳動搖則穀氣得銷血脈流通病不得生譬如戶樞終不朽也是以古之仙者爲導引之事熊經鴟顧引挽腰體動諸關節以求難老吾有一術名五禽之戲一曰虎二曰鹿三曰熊四曰猨五曰鳥亦以除疾兼利蹏足以當導引體有不快起作一禽之戲怡而汗出因以著粉身體輕便而欲食普施行之年九十餘耳目聰明齒牙完堅　阿善針術凡醫咸言背及胸臟之間不可妄針針之不可過四分而阿針背入一二寸巨闕胸臟乃五六寸而病皆瘳阿從佗求方可服食益於人者佗授以漆葉青黏散漆葉屑一斗青黏十四兩以是爲率言久服去三蟲利五臟輕體使人頭不白阿從其言壽百餘歲漆葉處所而有青黏生於豐沛彭城及朝歌間漢世異術之士甚衆雖云不經而亦有不可誣故簡其美者列於傳末　魏志華佗本傳　故甘陵相夫人有娠六月腹痛不安佗視脈曰胎已死矣使人手摸知所在在左則男在右則女人云在左於是爲湯下之果下男形即愈　縣吏尹世苦四肢煩口中乾不欲聞人聲小便不利佗曰試作熱食得汗則愈不汗後三日死即作熱食而不汗出佗曰藏氣已絕於內當啼泣而絕果如佗言　府吏兒尋李延共止俱頭痛身熱

所苦正同佗曰尋當下之延當發汗或難其異佗曰尋外實延內實故治之宜殊即各與藥明旦並起 鹽瀆嚴昕與數人共候佗適至佗謂昕曰君身中佳否昕曰自如常佗曰君有急病見於面莫多飲酒坐畢歸行數里昕卒頭眩墮車人扶將還載歸家中宿死 故督郵頓子獻得病已差詣佗視脈曰尚虛未得復勿爲勞事御內即死臨死當吐舌數寸其妻聞其病除從百餘里來省之止宿交接中間三日發病一如佗言 督郵除毅得病佗往省之毅謂佗曰昨使醫曹吏劉租針胃管訖便苦欬嗽欲臥不安佗曰刺不得胃管誤中肝也食當日減五日不救遂如佗言 東陽陳叔山小男二歲得疾下利常先啼日以羸困問佗佗曰其母懷軀陽氣內養乳中虛冷兒得母寒故令不時愈佗與四物女宛丸十日即除 彭城夫人夜之廁蠆螫其手呻呼無賴佗令溫湯近熱漬手其中卒可得寐但旁人數爲易湯湯令煖之其旦即愈 軍吏梅平得病除名還家家居廣陵未至二百里止親人舍有頃佗偶至主人許主人令佗視平佗謂平曰君早見我可不至此今疾已結促去可得與家相見五日卒應時歸如佗所刻 佗死後太祖頭風未除太祖曰佗能愈此小人養吾病欲以自重然吾不殺此子亦終當不爲吾斷此根原耳及後愛子倉舒病困太祖歎曰吾悔殺華佗令此兒彊死也 華佗別傳人有見山陽太守廣陵劉景宗說數見華佗見其療病平脈之候其驗若神 琅邪劉勳爲河內太守有女年幾二十左脚膝裏上有瘡癢而不痛瘡發數十日愈愈已復發如此七八年迎佗使視佗曰易療之當得稻糠色犬一頭好馬二匹以繩繫犬頸使走馬牽犬馬極輒易計馬走犬

三十餘里犬不能行復令步人拖曳計向五十餘里乃以藥飲女女即安卧不知人因取犬斷
腹近後脚之前以所斷之處向瘡口令去二三寸停之須臾有若蛇者從瘡中出便以鐵錐橫
貫蛇頭蛇在皮中搖動良久須臾不動乃牽出長三尺許純是蛇但有眼處而無瞳子又逆鱗
耳以膏散著瘡中七日愈　又有人苦頭眩頭不得舉目不得視積年佗使悉解衣倒懸令頭
去地一二寸濡布拭身體令周匝候視諸脈盡出五色佗令弟子數人以鈹刀决脈五色血盡
視赤血出乃下以膏摩被覆汗自出周匝飲以葶藶犬血散立愈　又有婦人長病經年世謂
寒熱注病者也冬十一月中佗令坐石槽中旦用寒水汲灌云當滿百始七八灌戰欲死灌者
懼欲止佗令滿數至將八十灌熱氣乃蒸出囂囂高二三尺滿百灌佗乃燃火溫床厚覆良久
汗洽出著粉汗糝便愈　又有人病腹中半切痛十餘日中鬢眉墮落佗曰是脾半腐可刳腹
養療也佗便飲藥令卧破腹視脾半腐壞刮去惡肉以膏傅瘡飲之藥百日平復也　又有人
病脚躄不能行佗切脈便使解衣點背數十處相去一寸或五寸縱邪不相當言灸此各七壯
灸創愈即行也後灸愈灸處夾脊一寸上下行端直調如引繩也　吳普從佗學微得其方魏
明帝呼之使爲禽戲普以年老手足不能相及粗以其法語諸醫普今年將九十耳不聾目不
冥牙齒完堅飲食無損　靑黏者一名地節一名黄芝主理五臟益精氣本出於迷入山者見
仙人服之以告佗佗以爲佳語阿阿又秘之近者人見阿之壽而氣力强盛怪之遂責所服食
因醉亂誤道之法一施人多服者皆大驗本字書無黏字相傳音女廉反然今人無識此者甚

可恨惜。鄧處中中藏經序。華先生諱佗字元化性活淡喜味方書多游名山幽洞往往有所遇一日因酒息於公宜山古洞前忽聞人論療病之法先生訝其異潛逼洞竊聽有人云華生在邇術可付焉復有一人曰此生性貪不憫生靈安得付也先生不覺愈駭躍入洞見二老人衣木皮頂草冠先生躬趨左右而拜曰適聞賢者論方術遂乃忘歸况濟人之道素所好爲所恨者未遇一法可以施驗徒自不足耳願賢者少察愚誠乞與開悟終身不負恩首坐先生云術亦不惜恐異日與子爲累若無高下無貧富無貴賤不務財賄不憚勞苦矜老恤幼爲急然後可脫子禍先生再拜謝曰賢聖之語一一不敢忘俱能從之二老笑指東洞云牀上有書一函子自取之速出吾居勿示俗流宜秘密之先生時得書回首已不見老人先生懾怯離洞忽然不見雲奔雨瀉石洞摧塌既覽其方論多奇怪從茲施試無不神效先生未六十果爲魏所戮老人之言預有斯驗余迺先生外孫也因弔先生寢室夢先生引余坐語中藏經眞活人法也子可取之勿傳非人余覺驚怖不定遂討先生舊物獲石函一具開之得書一帙迺中藏經也余性拙於用復授次子思因以志其實甲寅秋九月序

三國

董奉

三國志士燮傳注燮嘗病死已三日仙人董奉以丸藥與服以水含之捧其頤搖消之食頃即開目動手顏色漸復半日能起坐四日復能語遂復常　南康府志董奉字君異侯官人有

道術隱廬山爲人治病不受謝惟令種杏一株數年成林杏熟易穀以濟貧民永嘉中仙去今廬山杏林乃其遺跡

晉

王叔和

甘伯宗名醫傳晉王叔和高平人爲太醫令性度沉靜通經史窮研方脈精意診切洞識修養之道撰脈經十卷脈訣四卷脈賦一卷仲景作傷寒論錯簡叔和撰次成序得成全書

皇甫謐

古今醫統皇甫謐得風痺疾因而學醫集覽經方手不釋卷遂盡其妙所著甲乙經及鍼經行世按謐自序甲乙經近代王叔和按黃帝內經十八卷今鍼經九卷素問九卷其義深奧又有明堂孔穴鍼灸治要三部同歸文多重複錯互非一甘露中吾病風加苦聾百日方治要皆淺近乃撰三部使事類相從刪其浮辭去其重複論其精要至爲十二卷易曰觀其所聚而天地之情事見矣況物理乎事類相從聚之義也夫受先人之體有八尺之軀而不知醫事此所謂遊魂耳若不精通於醫道雖有忠孝之心仁慈之性君父危困赤子塗地無以濟之此固聖賢所以精思極論盡其理也由此言之焉可忽乎其本論文理雖不切於近事不堪刪也若必精要俟其閒暇當撰覈以爲教經云爾

李子豫

搜神記 干宝著

搜神記李子豫不知何許人少善醫方當代稱其通神時許永爲豫州刺史其弟患心腹痛十餘年殆死忽一日夜間自屏風後有鬼謂腹中鬼曰何不速殺之明日李子豫從此過以赤丸殺汝汝其死矣腹中鬼對曰我不畏之於是使人候子豫子豫至未入門患者自聞腹中有呻吟聲及子豫入視曰鬼病也遂出八毒赤丸與服須臾腹中雷鳴疏轉大利數行遂愈今八毒赤丸是也

支法存

千金方序支法存嶺表僧人少以聰慧入道長以醫術擅名自永嘉南渡晋朝士夫不習水土所患皆軟脚之疾染者無不斃踣惟法存能拯濟之天下知名

張苗

古今醫統張苗不知何郡人雅好醫術善消息診脈爲時所重陳廩邱得疾連服藥特發汗不出或曰汗不出者死苗教以燒地加桃葉於上蒸之即得大汗而愈

鄞邵

古今醫統鄞邵不知何郡人性聰明有才術本草經方誦覽無不通究裁方治療有出衆見制五石散礜石散等方晋朝士大夫無不敬服

葛洪

晉書本傳葛洪字稚川丹陽勾容人也好神仙導養之法從祖元吳時學道得仙號曰葛仙公

以其煉丹秘術授弟子鄭隱洪就隱學悉得其法焉後以師事南海太守上黨鮑元元亦內學逆占將來見洪深重之洪傳元業兼綜練醫術凡所著撰皆精覈是非而才章富贍洪見天下已亂禮辟皆不赴以年老欲煉丹以祈遐壽聞交阯出丹求爲勾漏令帝以洪資高不許洪曰非欲爲榮以有丹耳帝從之洪遂將子姪俱行乃止羅浮山煉丹著金匱藥方一百卷肘後要急方四卷

宋

徐熙

南史張邵傳東海徐熙濮陽太守好黃老隱於秦望山有道士過求飲留一瓠𤬪與之曰君子孫宜以道術救世當得二千石熙開之乃扁鵲鏡經一卷因精心學之遂名震海內

徐秋夫

南史張邵傳徐熙生子秋夫彌工醫術仕至射陽令嘗夜有鬼呻聲甚悽愴秋夫問何須答言姓某家在東陽患腰痛死雖爲鬼痛猶難忍請療之秋夫曰云何厝法鬼請爲芻人按孔穴鍼之秋夫如言爲灸四處又鍼肩井三處設祭埋之明日見一人謝恩忽然不見當世服其通靈

徐道度

南史張邵傳徐秋夫生道度叔嚮皆能精其業道度有脚疾不能行宋文帝令乘小輿入殿爲諸皇子療疾無不絕驗位蘭陵太守宋文帝云天下有五絕而皆出錢唐謂杜道鞠彈棊范悅

詩褚欣遠模書褚引闡基徐道度療疾也

薛伯宗

南史張邵傳時薛伯宗善徙癰疽公孫泰患背伯宗爲氣封之徙置齋前柳樹上明旦癰消樹邊便起一瘤如拳大稍稍長二十餘日瘤大膿爛出黃赤汁斗餘樹爲之痿損

僧深

千金方序僧深宋齊間人少以醫術鳴善療脚弱之疾當時所服撰錄支法存等書諸家舊方三十餘卷經用多效時人號曰深公方云

南齊

褚澄

南史本傳褚澄爲吳郡太守百姓李道念以公事到澄見謂曰汝有重疾答曰舊有冷疾至今五年衆醫不差澄脉謂曰汝病非冷非熱當是食白瀹雞子過多所致令取蘇一升煮服之始一服乃吐得一物如升涎裹之動開看是雞雛羽翅爪距具足能行走澄曰此未盡更服所餘藥又吐如向者雞十三頭而病都差當時稱妙

徐文伯

南史張邵傳徐道度生文伯叔嚮生嗣伯文伯亦精其業兼有學行倜儻不屈意於公卿不以醫自業融謂文伯嗣伯曰昔王微嵇叔夜並學而不能殷仲堪之徒故所不論得之者由神明

洞徹，然後可至，故非吾徒所及。且褚侍中澄富貴亦能救人疾，卿此更成不達。答曰：惟達者知此可崇，不達者多以爲深累，既鄙之，何能不恥之。文伯爲效與嗣伯相埒。宋孝武路太后病，衆醫不識，文伯診之曰：此石博小腸耳。乃爲水劑消石湯，病即愈。除鄱陽王常侍，遺以千金，旬日恩意隆重。宋明帝宮人患腰痛牽心，每至輒氣欲絕，衆醫以爲肉癥。文伯曰：此髮瘕。以油投之，即吐得物如髮，稍引之長三尺，頭已成蛇能動，挂門上，適盡一髮而已，病都瘥。宋後廢帝出樂遊苑門，逢一婦人有娠，帝亦善診，診之曰：此腹是女也。問文伯，曰：腹有兩子，一男一女，男左邊青黑，形小于女。帝性急，便欲使剖。文伯惻然曰：若刀斧恐其變異，請針之立落。便瀉足太陰，補手陽明，胎便應針而落，兩兒相續出，如其言。

徐嗣伯

南史張邵傳：徐嗣伯字叔紹，有孝行，善清言，位正員郎，諸府佐，彌爲臨川王映所重。時直閤將軍房伯玉服五石散十許劑，無益，更患冷，夏日常複衣。嗣伯爲診之曰：卿伏熱，應須以水發之，非冬月不可。至十一月，冰雪大盛，令二人夾捉伯玉，解衣坐石，取冷水從頭澆之，盡二十斛，伯玉口噤氣絕，家人啼哭請止。嗣伯遣人執杖防閤，敢有諫者撾之。又盡水百斛，伯玉始能動，而見背上彭彭有氣，俄而起坐曰：熱不可忍，乞冷飲。嗣伯以水與之，一飲一升，病都差。自爾恒發熱，冬月猶單褌衫，體更肥壯。常有傴人患滯冷，積年不差，嗣伯爲診之曰：此尸注也，當取死人枕煮服之乃愈。於是往古冢中取枕，枕已一邊腐缺，服之即差。後秣陵人張景年十五，腹脹面黄衆醫不能療以問嗣伯嗣伯曰此石蚘耳極難療當死人枕煮服之依語煮枕以湯投之得大利并蚘蟲頭堅如石五升病即差後沈僧翼患眼痛又多見鬼物以問嗣伯嗣伯曰邪氣入肝可覓死人枕煮服之竟可埋枕於故處如其言又愈王晏問之曰三病不同而皆用死人枕而俱差何也答曰尸注者鬼氣伏而未起故令人沈滯得死人枕投之魂氣飛越不得附體故尸注可差石蚘者久蚘也醫療既僻蚘中轉堅世間藥不能遣所以須鬼物驅之然後可散故令煮死人枕也夫邪氣入肝故使眼痛而見魍魎須邪物以鉤之故用死人枕也氣因枕去故令埋於冢間也又春月出南籬門戲聞笪屋中有呻聲嗣伯曰此病甚重更二日不療必死乃往視見一老姥稱體痛而處處有黝黑無數嗣伯還煮斗餘湯送令服之服訖痛勢愈甚跳投牀者無數須臾所黝處皆拔出釘長寸許以膏塗瘡口三日而復云此名釘疽也

北魏

徐謇

魏書本傳徐謇字成伯丹陽人家本東莞與兄文伯等皆善醫藥謇因至青州慕容白曜平東陽獲之表送京師顯祖欲驗其所能乃置諸病人於幕中使謇隔而脈之深得病形兼知色候遂被寵遇爲中散稍遷內侍長性甚祕忌承奉不得其意者雖貴爲王公不爲措療也高祖後知其能及遷洛稍加眷幸體小不平及所寵馮昭儀有疾皆令處治又除中散大夫轉右軍將軍侍御師謇欲爲高祖合金丹致延年之法乃入居崧高採營其物歷歲無所成遂罷

年高祖幸懸瓠其疾大漸乃馳驛召謇令水路赴行所一日一夜行數百里至診省下治果有大驗高祖體少瘳內外稱慶九月車駕發豫州次於汝濱乃大爲謇設大官珍膳因集百官特坐謇於上席遍陳餚觴於前命左右宣謇救攝危篤振濟之功宜加酬賚乃下詔曰夫神出無方形稟有礙憂喜乖適理必傷生朕覽萬機長鍾革運思芒芒而無怠身忽忽以興勞仲秋動痾心容頓竭氣體羸瘠玉几在慮侍御師右將軍徐成伯馳輪太室進療汝蕃方窮丹英藥盡芝石誠術兩輸忠妙俱至乃令沈痾勝愈篤瘵克痊論勤語效實宜褒錄可鴻臚卿金鄉縣開國伯食邑五百戶賜錢一萬貫諸親王咸陽王禧等各有別賚從行至鄴高祖猶自發動謇日夕左右明年從詣馬圈高祖疾勢遂甚戚戚不怡每加切誚又欲加之鞭捶幸而獲免高祖崩謇隨梓宮還洛謇常有藥餌及吞服道符年八十鬢髮不白力未多衰正始元年以老爲光祿大夫加平北將軍卒延昌初贈安東將軍齊州刺史謚曰靖

王顯

魏書本傳王顯字世榮陽平樂平人自言本東海郯人王朗之後也祖父延和中南奔居于魯郊又居彭城顯父安道少與李亮同師俱學業醫粗究其術而不及亮也顯少歷本州從事雖以醫術自通而明敏有決斷初文昭太后之懷世宗也夢爲日所逐化而爲龍而繞后寤而驚悸遂成心疾文明太后敕召徐謇及顯等爲后診脈謇云是微風入藏宜進湯加針顯云按三部脈非有心疾將是懷孕生男之象果如顯言久之召補侍御師尚書儀曹郎號稱幹事世宗

自幼有微疾久未瘥愈顯攝療有效因是稍蒙盼識顯爲領軍千烈間通規策頗有密功累遷遊擊將軍拜廷尉少卿仍在侍御營進御藥後世宗詔顯撰藥方三十五卷班布天下以療諸疾東宮既建以爲太子詹事委任甚厚世宗每幸東宮顯常近侍出入禁中仍奉醫藥賞賜累加爲立館宇寵振當時延昌二年秋以營療之功封衛南伯四年正月世宗夜崩朝宰託以侍療無效執之禁中詔削爵位臨執呼寃直閣以刀鐶撞其腋下傷中吐血至右衛府一宿死

李亮 李元孫 李修

魏書本傳李修字思祖本陽平館陶人父亮少學醫術未能精究世祖時奔劉義隆於彭城又就沙門僧坦研習衆方略盡其術鍼灸授藥莫不有效徐兗之間多所救恤四方疾苦不遠千里竟往從之亮大爲廳事以舍病人停車輿於下時有死者則就而棺殯親往弔視其仁厚若此累遷府參軍督護本郡士門宿官咸相交昵車馬金帛酬賚無貲修兄元孫亦遵父業而不及以功賜爵義平子拜奉朝請脩略與兄同晚入代京歷位中散令以功賜爵下蔡子遷給事中太和中常在禁內高祖文明太后時有不豫修侍鍼藥治多有效賞賜累加車服號爲鮮麗集諸學士及工書者百餘人在東宮撰諸藥方百餘卷皆行於世先是咸陽公高允雖年且百歲而氣力尙康高祖文明太后時令修診視之一旦奏言允脈竭氣微大命無遠未幾果亡遷洛爲前軍將軍領太醫令後數年卒贈威遠將軍青州刺史子天授襲汶陽令醫術又不逮父

崔彧 崔景哲

魏書本傳崔彧字文若清河東武城人父勳之字寗國位大司馬外兵郎贈通直郎彧與兄相如俱自南入國相如以才學知名早卒彧少嘗詣青州逢隱逸沙門教以素問九卷及甲乙遂善醫術中山王英子略曾病王顯等不能療彧鍼之抽鍼即愈後位冀州別駕累遷甯遠將軍性仁恕見疾苦好與治之廣教門生令多救療其弟子清河趙約渤海郝文法之徒咸亦有名彧子景哲豪率亦以醫術知名爲大中大夫司徒長史

北齊

馬嗣明

北齊書本傳馬嗣明河內人少明醫術博綜經方甲乙素問明堂本草莫不咸誦爲人診候一年前知其生死邢卲子大寶患傷寒嗣明爲之診候脈退告楊愔云邢公子傷寒不治自差然脈候不出一年便死覺之晚不可治後數日楊邢並侍讌內殿顯祖云子才兒我欲乞其隨近一郡勿以卿子年少未合剖符讌罷奏云馬嗣伯稱大寶脈惡一年內恐死若其出郡醫藥難求遂寢大寶未期而卒楊令患背腫嗣明以煉石塗之便瘥作煉石法以麤黃色石鵝鴨卵大猛火燒令赤內淳醋中自屑頻燒至石盡取石屑曝乾擣下簁和醋以塗腫上無不愈後遷通直散騎常侍鍼灸孔穴往往與明堂不同從駕往晉陽至遼陽山中數處見牓云有人家女病若有能治瘥者購錢十萬諸名醫多尋牓至問病狀不敢下手惟嗣明獨治之其病由云曾以手將一麥穗即見一赤物長三寸似蛇入其手指中因驚怖倒地即覺手臂疼腫漸及半身俱

腫痛不可忍呻吟晝夜不絕嗣明爲處方服湯比嗣明從駕還女平復嗣明隋初卒　按北史本傳嘗有一家二奴俱患身體遍青漸虛羸不能食訪諸醫無識者嗣明爲灸兩足趺上各三七壯便愈嗣明藝術精妙然性自矜大輕諸醫人自徐之才崔叔鸞以還俱爲其所輕

徐之才

北齊書本傳徐之才丹陽人也大善醫術武明皇太后不豫之才療之應手便愈有人患脚跟腫痛諸醫莫能識之才曰蛤精疾也由乘船入海垂脚水中疾者曰實曾如此之才爲剖得蛤子二大如榆莢天統二年累遷尚書左僕射俄除兗州刺史之才醫術最高偏被命召武成酒色過度恍惚不恒曾病發自云初見空中有五色物稍近變成一美婦人去地數丈亭亭而立食頃變爲觀世音之才云此色欲多大虛所致即處湯方服一劑便覺稍遠又服還變成五色物數劑湯疾竟愈帝每發動暫遣騎追之鍼藥所加應時必效入秋武成小定更不動發和士開欲依次轉進以之才附籍兗州即是本屬遂奏附除刺史及十月帝又病動語士開云恨用之才外任使我辛苦其月八日勅驛追之才帝以十日崩之才十一日方到既無所及復還赴州年八十卒贈司徒公錄尚書事謚曰文明

崔季舒

北齊書本傳崔季舒字叔正博陵安平人少孤性明敏涉獵經史長於尺牘武成居藩曾病文宣令季舒療病備盡心力季舒大好醫術天保中於徙所無事更鋭意研精遂爲名手多所全

濟雖位望轉高未曾懈怠縱貧賤厮養亦爲之療

北周

姚僧坦

周書本傳姚僧坦字法衛吳興武康人年二十四即傳家業梁武帝召入禁中面加討試僧坦酬對無滯梁武帝甚奇之六年釋褐九年領殿中醫師時武陵王所生葛修華宿患積方術莫效梁武帝令僧坦視之還具說其狀幷記增損時候梁武帝歎曰卿用意綿密乃至於此以此候疾何疾可逃朕常以前代名人多好此術是以每恒留情頗識治體今聞卿說益開人意十一年轉大醫正加文德主帥直閤將軍梁武帝嘗因發熱欲服大黃僧坦曰大黃乃是快藥然至尊年高不宜輕用帝弗從遂至危篤梁簡文帝在東宮甚禮之四時伏臘每月常賜梁元帝嘗有心腹疾乃召諸醫議治療之方咸謂至尊至貴不能輕脫宜用平藥可漸宣通僧坦曰脈洪而實此有宿食非用大黃必無差理梁元帝從之進湯訖果下宿食因而疾愈梁元帝大喜時初鑄錢一當十乃賜十萬實百萬也武成元年授小畿伯下大夫金州刺史伊婁穆以疾還京請僧坦省疾乃云自腰至臍似有三縛兩脚緩縱不復自持僧坦爲診脈處湯三劑穆初服一劑上縛即解次服一劑中縛復解又服一劑下縛悉除而兩脚疼痺猶自攣弱更爲合散一劑稍得屈伸僧坦曰終情霜降此患當愈及至九月遂能起行大將軍襄樂公賀蘭隆先有氣疾加以水腫喘息奔急坐臥不安或有勸其服決命大散者其家疑未能決乃問僧坦僧坦曰

意謂此患不與大散相當若欲自服不煩賜問因而委去其子殷勤拜請曰多時抑屈今日始來竟不可治意實未盡僧坦知其可差即爲處方勸使急服便即氣通更服一劑諸患悉愈天和元年加授車騎大將軍儀同三司大將軍樂平公竇集暴感風疾精神瞀亂無所覺知諸醫先視者皆云已不可救僧坦後至曰困則困矣終當不死若專以見付相爲治之其家欣然請受方術僧坦爲合湯散所患即瘳大將軍永世公叱伏列椿苦利積時而不廢朝謁燕公謹嘗問僧坦曰樂平永世俱有痼疾若如僕意永世差輕對曰夫患有深淺時有尅殺樂平雖困終當保全永世雖輕必不免死謹曰君言必死當在何時對曰不出四月果如其言謹歎異之六年遷遂伯中大夫建德三年文宣太后寢疾醫巫雜說各有異同高祖御內殿引僧坦同坐曰太后患勢不輕諸醫並云無慮朕人子之情可以意得君臣之義言在無隱公爲何如對曰臣無聽聲視色之妙特以經事已多準之常人竊以憂懼帝泣曰公既決之矣知復何言尋而太后崩四年高祖親戎東討至河陰遇疾口不能言瞼垂覆目不復瞻視一足短縮又不得行僧坦以爲諸臟俱病不可竝治軍中之要莫先於語乃處方進藥帝遂得言次又治目目疾便愈末乃治足足疾亦瘳比至華州帝已痊復即除華州刺史宣政元年表請致仕優詔許之是歲高祖行幸雲陽遂寢疾乃召僧坦赴行在所內史柳昇私問曰至尊貶膳日久脈候何如對曰天子上應天心或當非愚所及若凡庶如此萬無一全尋而帝崩宣帝初在東宮常苦心痛乃令僧坦治之其疾即愈帝甚悅及即位恩禮彌隆常從容謂僧坦曰常聞先帝呼公爲姚公有

之乎對曰臣曲荷殊私實如聖旨帝曰此是尙齒之辭非爲貴爵之號朕當爲公建國開家爲子孫永業乃封長壽縣公邑一千戶册命之日又賜以金帶及衣服等大象二年除太醫下大夫帝尋有疾至於大漸僧坦宿直侍帝謂隋公曰今日性命惟委此人僧坦知帝證候危殆必不全濟乃對曰臣荷恩深重思在効力但恐庸短不逮敢不盡心帝頷之及靜帝嗣位遷上開府儀同大將軍開皇初進爵北絳郡公三年卒年八十九

隋

許智藏

隋書本傳許智藏高陽人也祖道幼嘗以母疾遂覽醫方因而究極世號名醫誡其諸子曰爲人子者嘗膳視藥不知方術豈謂孝乎由是世相傳授仕梁官至員外散騎侍郎父景武陵王諮議參軍智藏少以醫術自達仕陳爲散騎侍郎及陳滅高祖以爲員外散騎侍郎使詣揚州會秦孝王俊有疾上馳召之俊夜中夢其亡妃崔氏泣曰本來相迎比聞許智藏將至其人若到當必相苦爲之奈何明夜俊又夢崔氏曰妾得計矣當入靈府中以避之及智藏至爲俊診脈曰疾已入心即當發癎不可救也果如言俊數日薨上奇其妙賚物百段煬帝即位智藏時致仕於家帝每有所苦輒令中使就詢訪或以輿迎入殿扶登御牀智藏爲方奏之用無不效年八十卒於家

莫君錫

古今醫統莫君錫不知何郡人大業中爲太醫煬帝晚年尤迷於色方士進大丹帝服之陽氣過盛日飲水百杯而渴不止君錫奏爲置冰於帝前日夕望之渴遂止

巢元方

古今醫統巢元方不知何郡人大業中爲太博醫士奉詔撰諸病源候論五十卷罔不該集今行世爲巢氏病源

楊上善

古今醫統楊上善不知何郡人大業中爲太醫侍御名著當代稱神診療出奇能起沈痾篤疾不拘局方述內經爲太素知休咎今世之云太素脈皆宗之鮮有得其妙者

全元起

古今醫統全元起以醫鳴其實不在巢楊之下一時縉紳慕之如神患者仰之得則生捨則死其術悉祖內經所著內經訓解行世

中國醫門小史 卷下

唐

許胤宗

舊唐書本傳宗常州義興人也初事陳爲新蔡王外兵參軍時柳太后病風不言名醫治皆不愈脈益沉而噤胤宗曰口不可下藥宜以湯氣熏之令藥入腠理周理即瘥乃造黃耆防風湯數十斛置牀下氣如煙霧其夜便得語由是超拜義興太守陳亡入隋歷尚藥奉御武德初累授散騎侍郎時關中多骨蒸病得之必死遞相連染諸醫無能療者胤宗每療無不愈或謂曰公醫術若神何不著書以貽將來胤宗曰醫者意也在人思慮又脈候幽微苦其難別意之所解口莫能宣且古之名手惟是別脈脈既精別然後識病夫病之於藥正有相當者惟須單用一味直攻彼病藥力既純病即立愈今人不能別脈莫識病源以情臆度多安藥味譬之於獵未知兔所多發人馬空地遮圍或冀一人偶然逢也如此療疾不亦疎乎假令一藥偶然當病復共他味相和君臣相制其勢不行所以難瘥諒由於此脈之深趣既不可言虛設經方豈加於舊學之久矣故不能著述耳年九十餘卒

李洞元

齊東野語唐后懷高宗數日不能分娩詔醫博士李洞元候脈奏云緣子以手執母心所以不產太宗問何如洞元曰留子母不全母全子必死后曰留子帝業永昌遂隔腹鍼之

透心至手后崩太子即誕後至天陰手中有瘢

李世勣

古今醫統李世勣以醫鳴唐註本草藥性爲有功

于志甯

醫學入門于志寧字仲謐唐太傅與李世勣修本草竝圖合五十四篇其書大行

甘伯宗

醫學入門甘伯宗撰歷代名醫姓氏自伏羲至唐凡一百二十人

甄權

舊唐書本傳甄權許州扶溝人也嘗以母病與弟立言專醫方得其旨趣隋開皇初爲祕書省正字後稱疾免隋魯州刺史庫狄嶔苦風患手不得引弓諸醫莫能療權謂曰但將弓箭向垜一鍼可以射矣鍼其肩隅一穴應時即射權之療疾多此類也貞觀十七年權年一百三歲太宗幸其家視其飲食訪以藥性因授朝散大夫賜几杖衣服其年卒撰脈經鍼方明堂人形圖各一卷

甄立言

舊唐書甄權傳權弟立言武德中累遷太常丞御史大夫杜淹患風毒發腫太宗令立言視之既而奏曰從今更十一日午時必死果如其言時有尼明律年六十餘患心腹鼓脹身體羸瘦

已經二年立言診脉曰其腹內有蟲當是誤食髮爲之耳因令服雄黃須臾吐出一蛇如人手小指唯無眼燒之猶有髮氣其疾乃愈立言尋卒撰本草音義七卷古今錄驗方五十卷

張寶藏

續前定錄貞觀中張寶藏爲金吾長嘗因下直歸櫟陽路逢少年畋獵割鮮野食倚樹嘆曰張寶藏身年七十未嘗得一食酒肉如此者可悲哉傍一僧指曰張寶藏六十日內官登三品何足嘆也言訖不見寶藏異之即時還京師太宗苦於氣痢衆醫不效即下詔問殿庭左右有能治此疾者當重賞之寶藏嘗困是疾即具疏以乳煎蓽撥方進上服立差宣下宰臣與五品官魏徵難之逾月不進擬上疾復問左右曰吾前飲乳煎蓽撥有效復命進之一啜又平復因思曰嘗令與進方人五品官不見除授何也徵懼曰奉詔之際未知文武二吏上怒曰治得宰相不妨授以三品官我天子也豈不及汝耶乃厲聲曰與三品文官授鴻臚卿時已六十日矣

孫思邈

唐書本傳孫思邈京兆華原人通百家說善言老子莊周周洛州總管獨孤信見其少異之曰聖童也顧器大難爲用耳及長居太白山隋文帝輔政以國子博士召不拜密語人曰後五十年有聖人出吾且助之太宗初召詣京師年已老而聽聰視瞭帝歎曰有道者欲官之不受顯慶中復召見拜諫議大夫固辭上元元年稱疾還山高宗賜良馬假鄱陽公主邑司以居之思邈於陰陽推步醫藥無不善孟詵盧照鄰等師事之照鄰有惡疾不可爲感而問曰高醫愈疾

奈何答曰天有四時五行寒暑迭居和爲雨怒爲風凝爲雪霜張爲虹霓天常數也人之四肢五臟一覺一寐吐納往來流爲榮衛章爲氣色發爲聲音人常數也陽用其形陰用其精天人所同也失則蒸生熱否生寒結爲瘤贅陷爲癰疽奔則喘乏竭則焦槁發乎面動乎形天地亦然五緯縮贏孛彗飛流其危診也寒暑不時其蒸否也石生土踊是其瘤贅山崩土陷是其癰疽奔風暴雨其喘乏川瀆竭涸其焦槁高醫導以藥石救以砭劑聖人和以至德輔以人事故體有可愈之疾天有可振之災照鄰曰人事奈何曰心爲之君君尚恭故欲小詩曰如臨深淵如履薄冰小之謂也膽爲之將以果決爲務故欲大詩曰赳赳武夫公侯干城大之謂也仁者靜地之象故欲方傳曰不爲利回不爲義疚方之謂也智者動天之象故欲圓易曰見幾而作不俟終日圓之謂也復問養性之要答曰天有盈虛人有屯危不自慎不能濟也故養性必先知自慎也慎以畏爲本故士無畏則簡仁義農無畏則惰稼穡工無畏則慢規矩商無畏則貨不殖子無畏則忘孝父無畏則廢慈臣無畏則勳不立君無畏則亂不治是以太上畏道其次畏物其次畏人其次畏身憂於身者不拘於人畏於己者不制於彼慎於小者不懼於大戒於近者不侮於遠知此則人事畢矣初魏徵等修齊梁陳周隋等五家史屢咨所遺其傳最詳永淳初卒年百餘歲　按酉陽雜俎孫思邈常隱終南山與宣律和尚相接每來往互參宗旨時大旱西域僧請於昆明池結壇祈雨詔有司備香燈凡七日縮水數尺忽有老人夜詣宣律和尚求救曰弟子昆明池龍也無雨久非由弟子胡僧利弟子腦將爲藥欺天子言祈雨命在旦

夕乞和尚法力加護宣公辭曰貧道持律而已可求孫先生老人因至思邈石室求救孫曰我知昆明龍宮有仙方三千首爾傳與予予將救汝老人曰此方上帝不許妄傳今急矣固無所悋有頃捧方而至孫曰爾特還無慮胡僧也自是池水忽漲數日溢岸胡僧羞恚而死孫復著千金方三十卷每卷入一方人不得曉

秦鳴鶴

譚賓錄唐高宗苦風眩頭目不能視召侍醫秦鳴鶴診之秦曰風毒上攻若刺頭出少血愈矣天后自簾中怒曰此可斬也天子頭上豈是出血處耶鳴鶴叩頭請命上曰醫人議病理不加罪且我頭重悶殆不能忍出血未必不佳朕意決矣命刺之鳴鶴刺百會及腦戶出血上曰我眼明矣言未畢后自簾中頂禮以謝之曰此天賜我師也躬負繒寶以遺之

曹元 王勃

唐書王勃傳勃嘗謂人子不可不知醫時長安曹元有祕術勃從之遊盡得其要 按王勃黃帝八十一難經序黃帝八十一難經是醫經之秘錄也昔者岐伯以授黃帝黃帝歷九師以授伊尹伊尹以授湯湯歷六師以授太公太公授文王文王歷九師以授醫和醫和歷六師以授秦越人始定立章句歷九師以授華佗華佗歷六師以授黃公黃公以授曹夫子夫子諱元字眞道自云京兆人也蓋受黃公之術洞明醫道至能遙望氣色徹視腑臟流腸刳胷之術往往行焉浮沈人間莫有知者勃養於慈父之手每承過庭之訓曰人子不知醫古今以爲不孝因竊求

良師陰訪其道以大唐龍朔元年歲次庚申冬至後甲子予遇夫子於長安撫勃曰無欲也勃再拜稽首遂歸心焉雖伯父伯兄不能知也蓋受周易章句及黃帝素問難經乃知三才六甲之事明堂玉匱之數十五月而畢將别謂勃曰陰陽之道不可妄宣也鍼石之道不可妄傳也無猖狂以自彰當陰沉以自深也勃受命伏習五年於茲矣有升堂覩奧之心焉近復鑽仰太虛導引元氣覺滓穢都絕精明相保方欲坐守神仙棄置流俗噫蒼生可以救耶斯文可以存耶昔太上有立德其次有立功其次有立言非以徇名也將以濟人也謹錄師訓編附聖經庶將來君子有以得其用心也

張文仲　李虔縱　韋慈藏

舊唐書本傳張文仲洛州洛陽人也少與鄉人李虔縱京兆人韋慈藏並以醫術知名則天初爲侍御醫時特進蘇良嗣於殿庭因拜跪便絕倒則天令文仲慈藏隨至宅候之文仲曰此因憂憤邪氣激也若痛衝脅則劇難救自朝候未及食時即苦衝脅絞痛文仲曰若入心即不可療俄頃心痛不復下藥日旰而卒文仲尤善療風疾其後則天令文仲集當時各醫共撰療風氣諸方仍令麟臺監王方慶監其修撰文仲奏曰風有一百二十四種氣有八十種大體醫藥雖同人性各異庸醫不達藥之性使冬夏失節因此殺人唯脚氣頭風上氣嘗須藥服不絕自餘則隨其發動臨時消息之但有風氣之人春末夏初及秋暮要得通洩即不困劇於是撰四時常服及輕重大小諸方十八首表上之文仲久視年終於尚藥奉御撰隨身備急方三卷行

於代虔縱官至侍御醫慈藏景龍中光祿卿自則天中宗已後諸醫咸推文仲等三人爲首

按古今醫統韋訊道號慈藏善醫術常帶黑犬隨行施藥濟人元宗重之擢官不受世仰爲藥王醫家多祀之

狄仁傑

集異記狄梁公性閑醫藥尤妙鍼術顯慶中應制入關路由華州闤闠之北稠人廣衆聚觀如堵狄梁公引轡遙望有巨碑大字云能療此兒酬絹千疋即就觀之有富室兒年可十四五臥碑下鼻端生贅大如拳石根蒂綴鼻纔知食筋或觸之酸痛刻骨於是兩眼爲贅所繩目睛翻白痛楚危極頃刻將絕惻然久之乃曰吾能爲也其父母洎親屬叩顙祈請即輦千絹寘於座側公因令扶起即於腦後下鍼寸許仍詢病者曰針氣已達病處乎病人頷之公遽出針而疣贅應手而落雙目登亦如初曾無病痛其父母親眷且泣且拜則以縑物奉焉公笑曰吾哀爾病之危逼吾蓋急病行志耳吾非鬻伎者也不顧而去

孟詵

舊唐書本傳孟詵汝州梁人也舉進士垂拱初累遷鳳閣舍人詵少好方術嘗於鳳閣侍郎劉禕之家見其勅賜金謂禕之曰此藥金也若燒火其上當有五色氣試之果然則天聞而不悅因事出爲台州司馬後累遷春官侍郎睿宗在藩召充侍讀長安中爲同州刺史加銀青光祿大夫神龍初致仕歸伊陽之山第以藥餌爲事詵年雖晚暮志力如壯嘗謂所親曰若能保身

養性者常須善言莫離口良藥莫離手睿宗即位召赴京師將加任用固辭衰老景雲二年優詔賜物一百段又令每歲春秋二時特給羊酒糜粥開元初河南尹畢構以詵有古人之風改其所居爲子平里尋卒年九十三撰家祭禮各一卷喪服要二卷補養方必效方各三卷

周廣

明皇雜錄開元中有名醫紀明者吳人也嘗授祕訣於隱士周廣觀人顏色談笑便知疾深淺言之精詳不待診候上聞其名徵至京師令於掖庭中召有疾者俾周驗焉有宮人每日昃則笑歌啼號若中狂疾而有足不能及地周視之曰此必因食且飽而大促力倦復仆於地而然也周乃飲以雲母湯既已令熟寐寐覺乃失所苦問之乃言嘗因太華公主誕日宮中大陳歌吹某乃主謳者懼其聲不能清飲劑且常食豘蹄美遂飽而當筵歌數曲曲罷覺胷中甚熱戲於砌臺乘高而下未及其半復爲後來者所激因仆於地久而方蘇而病狂因茲足不能及地也上大異之有黃門奉使自交廣而至拜舞於殿下周顧謂曰此人腹中有蛟龍明日當產一子則不可活也上驚問黃門曰卿有疾否乃曰臣馳馬大庾嶺時當大熱既困且渴因於路傍飲野水遂腹中堅痞如石周即以硝石雄黃煮而飲之立吐一物不數寸其大如指細視之鱗甲備具投之以水俄頃長數尺周遽以苦酒沃之復如故形以器覆之明日器中已生一龍矣上深加禮焉欲授以官爵周固請還吳中上不違其意遂令還鄉水部員外劉復爲周作傳敘述甚詳

梁革

續異錄金吾騎曹梁革得和扁之術太和中爲宛陵巡官按察使于敖有青衣曰蓮子念之甚厚一旦以笑語獲罪斥出貨焉市吏定直曰七百緡從事御史崔某者聞而召焉請革評其脈革診其臂曰二十春無疾之人也崔喜留之逆其直與敖敖以常深念一怒而逐之售於不識者斯已矣聞崔寵之不悅形於顔色然已去之難復召矣常貯於懷未一年蓮子暴死革方有外郵之事廻至城門逢柩車崔人有執紼者問其所葬曰蓮子也呼載歸而奔告崔曰蓮子非死蓋尸蹶耳向者革入郭遇其柩載歸而請蘇之崔怒革之初言悲蓮子之遽夭勃然曰匹夫也妄惑諸侯遂齒簪裾之列汝謂二十春無疾者一年而死今既葬矣召其柩而歸脫不能生何以相見革曰此固非死蓋尸蹶耳苟不能生之是革術不神於天下何如就死以謝過崔乃令破棺出之遂刺其心及臍下各數處鑿去一齒以藥一刀圭於口中衣以單衣臥空牀上以素練縛其手足安微火於牀下曰此火衰蓮子生矣且戒其徒煮葱粥伺焉其氣通若狂者愼勿令起逡巡自定定而困困即解其縛以葱粥灌之遂活矣正狂令起非吾之所知也言竟復入府謂崔曰蓮子即生矣崔大釋其怒留坐廳事俄而蓮子起坐言笑候吏報敖敖飛牘於崔曰蓮子復生矣仍與革偕歸入門則蓮子來迎矣敖大奇之且云蓮子事崔已非素意因勸以與革崔亦惡其無齒又重敖言遂與革革得之以神藥傳齒未踰月而齒生如故太和壬子歲調金吾騎曹與蓮子偕在輦下其年秋高損之以其元舅爲天官即日與相聞故熟其事而言

之。

梁新 趙鄂

北夢瑣言：唐崔鉉鎮渚宫，有富商船居，中夜暴亡，待曉氣猶未絕。鄰房有武陵醫工梁新聞之，乃與診視，曰：此乃食毒也，三兩日非外食耶？僕夫曰：主翁少出船，亦不食于他人。梁新曰：尋常嗜食何物？僕夫曰：好食竹鷄，每年不下數百隻，近買竹鷄，并將充饌。梁新曰：竹鷄喫半夏，必是半夏毒也。命擣薑捩汁，抉齒而灌，由是方蘇。崔聞而異之，召至，安慰稱獎，資以僕馬錢帛入京，致書于朝士，聲名大振，仕至尙藥奉御。有一朝士詣之，梁曰：何不早見示？風疾已深矣，請速歸處置家事，委順而已。朝士聞而惶遽，告退，策馬而歸。時有鄜州馬醫趙鄂者，新到京都，於通衢自牓姓名，云攻醫術。此朝士下馬告之，趙鄂亦言疾危，與梁生之說同，謂曰：只有一法，請官人儘喫消梨，不限多少，時咀齕不及，捩汁而飲，或希萬一。此朝士又策馬而歸，以書筒質消梨，馬上旋齕，行到家，旬日唯喫消梨，頓覺爽朗，其恙不作。却訪趙生感謝，又訪梁奉御，具言得趙生所教。梁公驚異，且曰：大國必有一人相繼者。遂召趙生，資以僕馬錢帛，廣爲延譽，官至太僕卿。

按聞奇錄：省郎張廷之有疾，詣趙鄂，纔診脈，說其疾宜服生薑酒一盞，地黃酒一杯。仍詣梁新，所說竝同，皆言過此即卒。自飲此酒後，所疾尋平。他日爲時相堅虐一杯，愬之不及，其夕乃卒。時論謂之二妙。

王超

景陵縣志王超復州醫人善用鍼病無不差文宗太和五年于日午忽無病死經宿而蘇言夢至一處城壁臺殿如王者居見一人臥召前袒視左膊有㾦大如杯令超治之即爲鍼出膿升餘顧黄衣吏曰可須畢也超隨入一門門署曰畢院庭中有人眼數千聚成山視肉迭瞬明滅黄衣曰此即畢也俄有二人形甚奇偉分處左右鼓巨箑吹激眼聚扇而起或飛或走或爲人者頃刻而盡超訪其故黄衣吏曰有生之類先死而畢言次忽活

張仕政

湖廣通志張仕政州荆外科善治傷折唐王潛在荆州有軍人損脛求張治之張飲以藥酒破肉取碎骨一片大如兩指塗膏封之數日如舊二年餘脛忽痛問張張曰前日所出骨寒則痛可遽往覓也果獲於牀下以湯洗貯於絮中其痛即止

趙卿

北夢瑣言有一少年眼中常見一小鏡子俾醫工趙卿診之與少年期來晨以魚膾奉候少年及期赴之延於閤內且令從容候客退後方得攀接俄而設臺子止施一甌芥醋更無他味卿亦未出迨日中久候不至少年饑甚且聞醋香不免輕啜之逡巡又啜之覺胷中豁然眼花不見因竭甌啜之趙卿知之方出少年以啜醋慙謝卿曰郎君先因吃膾太多醬醋不快又有魚鱗在胷中所以眼花適來所備醬醋只欲郎君因饑以啜之果愈此疾烹鮮之會乃權詐也請退謀朝餐他妙多斯類非庸醫所及

沈應善

南昌府志沈應善字嘉言梁休文後裔其六世祖仕豫章因家焉事親至孝親歿廬墓三年閭里稱之屢試不售于有司一夕夢神人示曰上帝命汝活千萬人豈可守一編以自負乎既寤遂決志學醫遇蜀之韓隱菴師事焉初授素問內經諸書研究不輟徐進以導引之術及祕藏諸方三年韓別去曰九九之際還我於峨眉之麓自是名益振凡士大夫無不與之遊投以劑罔弗驗者歲厲則捐貲貯藥濟人廨倦居旁搆一舍曰來安堂諸藥餌飲食無不具備年八十一忽語家人曰韓先生招以鍼我將逝矣尋沐浴而卒著素問箋釋二卷行世子長庚以經業補邑博士弟子員能世其學

申光遜

玉堂閑話近代曹州觀察判官申光遜言本家桂林有官人孫仲敖寓居于桂交廣人也申往謁之延于臥內冠帶相見曰非慵于巾櫛也蓋患腦痛爾申即命醇酒升餘以辛辣物洎胡椒乾薑等屑僅半杯以溫酒調又于枕函中取一黑漆筩如今之笙項安于鼻竅吸之至盡方就枕有汗出表其疾立愈蓋鼻飲之類也

紫極宮道士

稽神錄廣陵有木工因病手足皆拳縮不能復執斧斤行乞至后土廟前遇一道士長而黑色神采甚異呼問其疾因與藥數丸曰餌此當愈且日平明復會於此木工辭曰某不能行家去

此遠明日雖晚尚未能至也道士曰爾無憂但早至此遂別去木工既歸餌其藥頃之手足痛甚中夜乃止因即得寐五更而寤覺手足甚輕因下牀趨走如故即馳詣后土廟前久之乃見道士倚杖而立再拜陳謝道士曰我授爾方救人疾苦無爲木匠耳遂再拜受之因問其名曰吾在紫極宮有事可訪我也遂去木匠得方用以治疾無不愈者至紫極宮訪之竟不復見後有婦人久疾亦遇一道士與藥而差言其容貌亦木工所見也廣陵尋亂木工竟不知所之

譚簡

因話錄相國崔公慎由廉察浙西左目眥生贅如息肉欲蔽瞳人視物極礙諸醫方無驗一日淮南判官楊員外自吳中越職饌召於中堂因話揚州有穆中善醫眼來請遺書崔相國鉉令致之崔公許諾後數日得書云穆生性麤疎恐不可信有譚簡者用心精審勝穆遠甚遂致以來既見白崔公曰此立可去但能安神不撓獨斷於中則必效矣崔公曰如約雖妻子必不使知譚簡又曰須用九日晴明亭午於靜處療之若其日果能遂心更無憂矣是時月初也至六七日間忽陰雨甚譚生極有憂色至八日大開霽問崔公飲酒多少崔公曰量雖至小亦可引滿譚生大喜初公將決意用譚之醫惟語大將中善醫者沈師象師象贊成其事是日引譚生於北樓惟師象與一小豎隨行左右更無人知者譚生請公飲酒數杯端坐無思俄而譚生以手微捫所患曰殊小事耳初覺似拔之雖痛亦忍又聞動剪刀聲白公曰此地稍暗請移往中庭師象與小豎扶公至於庭坐既定聞櫛焉有聲先是譚生請好綿數兩染絳至是以絳綿拭

病處彙傳以藥遂不甚痛譚生請公開眼看所贅肉大如小指豎如乾筋遂命投之江中方遣報夫人及子弟譚生立以狀報淮南崔相國復書云自發醫後憂疑頗甚及聞痊愈神思方安後數日而徵詔至嗟呼嚮日若楊君不遇譚生不至公心不斷九日不晴徵詔遽來歸期是切碍其目疾位當廢矣安得秉鈞入輔爲帝股肱此數事足驗天助而公作相之後譚生已逝又何命之太薄也

釘鉸匠

玉堂閑話近朝中書舍人于遘嘗中蠱毒醫治無門遂長告欲遠適尋醫一日策杖坐於中門之外忽有釘鉸匠見之問曰何苦而羸如是于即爲陳之匠曰某亦曾中此遇良工爲某鈐出一蛇而愈某亦傳得其術遘欣然且祈之彼曰此細事耳來早請勿食某當至矣翌日果至請遘於舍簷下向明張口執鈐俟之及欲夾之差跌而失則又約以來日經宿復至定意伺之一夾而中其蛇已及二寸許赤色麤如釵股矣遽命火焚之遘遂愈得累除官至紫薇而卒其匠亦不受贈但云某有誓救人惟引數觴而別

張萬福

酉陽雜俎柳芳爲郎中子登疾重時名醫張萬福初除泗洲與芳故舊芳賀之具言子病惟恃故人一顧也張詰旦候芳芳遽引視登頂曰有此頂骨何憂也因診脈五六息復曰不錯壽且踰八十乃留方數十字謂登曰不服此亦得登後爲庶子年至九十而卒

市醫

玉堂閑話京城及諸州郡闤闠中有醫人能出蠱毒者目前之驗甚多人皆惑之以爲一時幻術膏肓之患即不可去郎中顔燧者家有一女使抱此疾常覺心肝有物唼食痛苦不可忍累年後瘦瘁皮骨相連脛如枯木偶聞有善醫者於市中聚衆看療此病顔試召之醫生見曰此是蛇蠱也立可出之於是先令熾炭一二十觔然後以藥餌之良久醫工秉小鈐子於傍于是覺咽喉間有物動者死而復蘇少頃令開口鈐出一蛇子長五七寸急投於熾炭中燔之其蛇屈曲移時而成燼其臭氣徹於隣舍自是疾平永無齧心之苦耳則知越人起虢太子之死老聃肉徐甲之骨信不虛矣

陳藏器 日華子

鄞縣志陳藏器與日華子二人皆開元時人藏器爲京兆府三原縣尉以神農本草遺逸尚多因別爲本草十卷中言人肉可療羸疾故後之孝子多行之 按日華子性大名明集諸家本草近世所用藥各以寒溫性味華實禽獸爲類其言近其功用甚悉凡二十卷明正統間三山鄭珞守甯見延祐志因標云陳藏器與日華子俱四明人志逸其名今補之

王冰 元珠先生

古今醫統王冰寶應中爲太僕令號啓元子篤好醫方得先師所藏太素及全元起書大爲編次註素問答八十一篇二十四卷又著元珠十卷昭明隱旨三卷 按元珠先生不知何郡人

洞明素問極究微奥時太僕令王冰識其爲異人乃師事之遂以妙旨授冰冰由是大註素問今行世

王彦伯

酉陽雜俎荊州道士王彦伯天性善醫尤精别脈斷人生死壽夭百不差一裴胄尚書有子忽暴中病衆醫拱手或說彦伯遽迎使視脈之良久曰都無疾乃煮散數味入口而愈裴問其狀彦伯曰中無腮鯉魚毒也其子實因膾得病裴初不信乃膾鯉魚無腮者命左右食之其疾悉同始大驚異焉

李祐

獨異志李祐爲淮西將元和十三年送欵歸國裴度破吳元濟入其城官軍有剝婦人衣至裸體者祐有新婦姜氏懷孕五月矣爲亂卒所刼以刀劃其腹姜氏氣絶踣地祐歸見之腹開尺餘因脱衣襦裹之一夕復蘇傅以神藥而平滿十月產一子朝廷以祐歸國功授一子官

劉禹錫

古今醫統劉禹錫字夢得彭城人唐貞元間舉進士篤好醫方濟人甚衆詔修本草經方集有傳信方行世

五代

唐慎微

古今醫統唐愼微字審元成都華陽人好醫求治者不論貴賤必往每於經史中得一方一論必錄之時尙書左丞蒲公執政擢與一官不受著有經史類證備用本草數十卷

孟昶

古今醫統蜀主孟昶心性慈孝好方藥母后病屢更太醫不效自製方餌進之遂愈羣臣有疾親召診視醫官服其神宋太祖伐蜀孟不忍生民就戮遂走汴降闕下太祖厚封之

韓保昇

古今醫統韓保昇蜀人精醫不拘局方詳察藥品釋本草甚明切所以深知藥性施藥輒神效

蕭炳

嶧縣志蕭炳蘭陵人精岐黃于書無所不讀取本草藥名每以上一字定四聲本草五卷以便討閱蓋前人所未有者終身隱居不仕

吳廷紹

南唐書本傳吳廷紹爲太醫令不甚知名烈祖喉中痒澀進藥無驗廷紹進楮實湯服之頓愈宰相馮延已嘗病腦痛醫工旁午累日不痊紹至先詰其家人曰相公酷嗜何物對曰每食山雞鷓鴣廷紹進薑豆湯一服立差羣醫默志其方他日以楮實治喉痒以薑豆治腦痛皆無效或問其故廷紹曰烈祖常服餌金石吾故以木之陽實勝之木王則金絕矣馮公嗜山鷄鷓鴣二鳥皆食烏頭半夏薑豆乃解其毒爾群醫大服

虞洮

宋何光遠鑑戒錄虞少卿洮蜀之醫也長興祖初佐蜀董太尉璋久患渴疾遣押衙李彥求醫孟蜀祖遣虞少卿往虞少卿既至董公曰璋之所患經百名醫而無微瘥者何也虞少卿對曰君之疾非唯渴焉而似渴士得其多士不勞藥石而自愈矣董公大悅時董公有南面之志虞少卿故以此言譏之又曰洮聞天有六氣降爲六淫淫生六疾害于六腑者陰陽風雨晦明也是以六淫隨焉六疾者寒熱入腹感心也是以六腑病焉故心爲離宫腎爲水臟晦明勞役百疾生焉大凡視聽至煩皆有所損心煩則亂事煩則變機煩則失兵煩則反五音煩而損耳五色煩而損目滋味煩而生疾男女煩而減壽古者男子莫不戒之君今日有萬思時有萬機樂淫於外女淫於內渴之難療其由此乎

宋

僧道廣

古今醫統僧道廣西蜀人好醫得不傳之秘乾德中有人病肌瘦如勞惟好食米闕之則口吐清水食米則快諸醫不辨道廣以雞屎及白米各半合炒末以水調頓服良久吐出如米形遂愈病源謂米瘕者是也

蘇澄

古今醫統蘇澄宋良醫人病應聲者求療澄云古無此方惟以本草藥名盡呼之每呼一聲腹

中輒應惟一藥即不應再三呼之無聲即以此藥爲主治之愈

陳昭遇

廣東通志陳昭遇南海人世爲名醫開寶初至京師爲所知者薦爲醫官遂留家開封初爲醫官領溫水主簿後加光祿寺丞賜金紫初太宗在藩邸暇日多留意醫術藏名方千餘首皆有驗及即位召翰林醫官各具家傳驗方以獻又萬餘首命昭遇與王懷隱等參對編類成一百卷御製序名曰太平聖惠方鏤板頒行天下又嘗被召與醫官劉翰道士馬志等詳定本草既成書新舊藥凡九百八十三種併目錄二十一卷上之昭遇於藥術無所不究著述精博可傳往來公卿家診脈對證多奇驗性謙慎以此被寵眷不衰

王懷隱

河南通志王懷隱睢陽人初爲道士居汴之建隆觀善醫診太平興國初詔歸俗命爲尚藥奉御三遷至翰林醫官使初太宗在藩邸時暇日多留意醫術藏名方千餘首皆嘗有驗者至是詔翰林醫官各具家傳經驗方以獻又萬餘首命懷隱與副使王祐鄭奇等編類每證以隋太醫令巢元方病源候論冠其首而方藥次之成百卷太宗御製序名曰太平聖惠方

許希

宋史本傳許希開封人以醫爲業補翰林醫學景祐元年仁宗不豫侍醫數進藥不效人心憂恐冀國大長公主薦希希診曰鍼心下包絡之間可亟愈左右爭以爲不可諸黃門祈以身試試

之無所害遂以鍼進而帝疾愈命爲翰林醫官賜緋衣銀魚及器幣帝拜謝已又西向拜帝問其故對曰扁鵲臣師也今者非臣之功殆臣師之賜安敢忘師乎乃請以所得金興扁鵲廟帝爲築廟於城西隅封靈應侯其後廟益完學醫者歸趨之因立太醫局於其旁帝至殿中省尚藥奉御卒著神應鍼經要訣行於世錄其子宗道爲內殿崇班

李明甫

嘉興府志李明甫東陽人善醫尤精鍼法義烏令病心痛垂死明甫視之曰有蟲在肺下藥所不及惟鍼乃可然非易也紿謂於背上點穴密取水以噀之令方驚而鍼已入曰蟲已死矣既而腹大痛下黑水數升蟲亦去遂愈

曾若虛

西齋話記龍圖閣待制李行簡言隴州道士曾若虛者善醫尤得鍼砭之妙術里有寡婦再適人遘疾且卒經日而心間尚暖家人因奔詣若虛哀祈一往庶幾可救若虛既至熟視之且止其家哭泣引鍼鍼之即時而蘇良久乃能語曰始者若夢遇故夫相隨出郭外遠歷郊野橋梁復入叢林草莽展轉不相捨俄而故夫爲一物刺中其足不能履步獨由是步忽若夢覺耳郡人竟詣若虛詢之若虛曰向之所鍼乃黃帝鍼八邪穴也若虛即今奉尚御藥姚可久之師耳

曹居白

齊東野語李行簡外甥女適葛氏而寡次嫁朱訓忽得疾如中風狀山人曹居白視之曰此邪

疾也乃出針刺其足外踝上二寸許至一茶久婦人醒曰疾平矣始言每疾作時夢故夫引行山林中今早如前而故夫爲棘刺刺足脛間不可脫惶懼宛轉乘間乃得歸曹笑曰適所刺者八邪穴也此事雖涉神怪余按千金翼有刺百邪所病十三穴一曰鬼宮二曰鬼信三曰鬼壘四曰鬼心五曰鬼路六曰鬼枕七曰鬼牀八曰鬼市九曰鬼病十曰鬼堂十一曰鬼藏十二曰鬼臣十三曰鬼封然則居白所施正此耳今世鍼法不傳庸醫野老道聽塗說勇於嘗試非惟無益也

屠光遠

齊東野語屠光遠治番陽酒官之妻將產數日不能分娩屠云緣子以手挂母腸所以不產乃隔腹鍼之遂產古者鍼砭之妙眞有起死之功蓋脈絡之會湯所不及者中其俞穴其效如神方書傳記所載不一若唐李洞元本朝龐安時近復有屠光遠醫者意也一時從權有出於六百四十九穴之外者其妙如此

孫用和

古今醫統孫用和不知何郡人性識明敏通經學精醫方得岐黃之秘治平間爲奉御太醫令

高保衡

古今醫統高保衡熙甯間爲國子博士校正醫書深明方藥病機神宗詔修內經有功賜緋魚加上騎都尉

林億

古今醫統林億熙甯間爲光祿卿直祕閣同高保衡校正內經醫名大著

史載之

括異志朱師古眉州人年三十時得疾不能食聞葷腥即嘔用火鐺旋煮湯沃淡飯數數食之醫莫能治史載之曰俗輩不讀醫經而妄欲療人可歎也君之疾正在素問經中名食掛凡人肺六葉舒張如蓋脾爲之蔽故不嗜食素問曰肺葉焦熱掛遂授一方下覆於脾子母氣和則進食一或有戾則肺不能舒買藥服之三日聞人食肉甚香取而啖之遂愈

高若訥

宋史本傳高若訥字敏之本幷州榆次人徙家衛州進士及第皇祐五年爲觀文殿學士若訥彊學善記自秦漢以來諸傳記無不該通尤喜申韓管子之書頗明歷學因母病遂兼通醫書雖國醫皆屈伏張仲景傷寒論訣孫思邈方及外臺秘要久不傳悉考校訛謬行之世始知有是書名醫多出衛州皆本高氏學焉

錢乙

宋史本傳錢乙字仲陽本吳越王俶支屬祖從北遷遂爲鄆州人父顥善醫然嗜酒喜游一旦東之海上不反乙方三歲母前死姑嫁呂氏哀而收養之長誨之醫乃告以家世即泣請往迹尋凡八九反積數歲遂迎父以歸時已三十年矣鄉人感慨賦詩詠之其事呂如事父呂沒無

嗣爲收葬行服乙始以顱顖方著名至京師視長公主女疾授翰林醫學皇子病瘈瘲乙進黄土湯而愈神宗召問黄土所以愈疾狀對曰以土勝水水得其平則風自止帝悦擢太醫丞賜金紫由是公卿宗戚家延致無虚日廣親宗子病診之曰此可毋藥而愈其幼在傍指之曰是且暴疾驚人後三日過午可無恙其家恚不答明日幼果發癇甚急召乙治之三日愈問其故曰火色直視心與肝俱受邪過午者所用時當更也王子病嘔泄他醫與剛劑加喘焉乙曰是本中熱脾且傷奈何復燥之將不得前後溲與之石膏湯王不信謝去信宿寖劇竟如言而效士病欬面青而光氣哽乙曰肝乘肺此逆候也若秋得之可治今春不可治其人祈哀强予藥明日曰吾藥再瀉肝而不少却三補肺而益虚又加唇白法當三日死今尚能粥當過期居五日而絶孕婦病醫言胎且墮乙曰娠者五臟傳養率六旬乃更誠能候其月偏補之何必墮已而母子皆得全又乳婦因悸而病既愈目張不得瞑乙曰煮郁李酒飲之使醉即愈所以然者目系內連肝膽恐則氣結膽衡不下郁李能去結酒入膽結去膽下則目能瞑矣飲之果驗乙本有羸疾每自以意治之而復甚歎曰此所謂周痺也入臟者死吾其已夫既而曰吾能移之使在末因自製藥日夜飲之左手足忽攣不能用喜曰可矣所親登東山得茯苓大踰斗以法噉之盡由是雖偏廢而風骨悍堅如全人以病免歸不復出乙爲方不名一師于書無不闚不靳靳守古法時度越縱舍卒與法會尤邃本草諸書辨正闕誤或得異藥問之必爲言生出本末物色名貌差别之詳退而考之皆合末年攣痺寖劇知不可爲召親友訣别易衣待盡遂卒

年八十二　按醫學入門乙建爲五臟之方各隨所宜謂肝有相火有瀉而無補腎有眞水有補而無瀉皆啓內經之祕厥後張元素劉守眞張從政盡皆取法　又古今醫統乙著有傷寒指微嬰孩論若干卷

僧奉眞　元覺　法琮　了幼

夢溪筆談四明僧奉眞善醫熙寧中名聞東都其診視妙不差銖分天章閣待制許元爲江淮發運使奏課京師時欲入對而其子疾亟瞑而不食惙惙欲死逾宿矣使奉眞視之曰脾已絕不可治死在明日元曰固然今方有事須陛對能延數日否奉眞曰此可爲也諸臟已衰唯肝臟獨過脾爲肝勝其氣先絕絕則死若急瀉肝氣令衰則脾少緩可延三日過此無術也乃投之藥至晚遂能張目稍稍啜粥明日漸蘇能食元極喜奉眞笑曰此不足喜肝氣暫舒耳無能爲也越三日果卒　按鄞縣志僧奉眞傳之元覺元覺傳之法琮及了初皆能續其術焉

張騤

襄垣縣志張騤字公度潞州人家世業醫而騤尤精方脈意在活人不責其報翰林院學士黃魯直母安康郡太夫人病祕結諸醫不能治騤投餌即愈魯直感謝厚贈之却不受飄然而去

龐安時

宋史本傳龐安時字安常蘄州蘄水人兒時能讀書過目輒記父世醫也授以脈訣安時曰是不足爲也獨取黃帝扁鵲之脈書治之未久已能通其說時出新意辨詰不可屈父大驚時年

猶未冠已而病瞶乃益讀靈樞太素甲乙諸祕書凡經傳百家之涉其道者靡不通貫嘗曰世所謂醫書予皆見之惟扁鵲之言深矣蓋所謂難經者扁鵲寓術於其書而言之不詳意者使後人自求之歟予之術蓋出於此以之視淺深決死生若合符節且察脈之要莫急於人迎寸口是二脈陰陽相應如兩引繩陰陽均則繩之大小等故定陰陽於喉手配覆溢於尺寸寓九候於浮沉分四溫於傷寒此皆扁鵲略開其端而予參以內經諸書考究而得其說審而用之順而治之病不得逃矣又欲以術告後世故著難經辨數萬言觀草木之性與五臟之宜秩其職任官其寒熱班其奇偶以療百疾著主對集一卷古今異宜方術脫遺備陰陽之變補仲景論藥有後出古所未知今不能辨嘗試有功不可遺也作本草補遺爲人治病率十愈八九踵門求診者爲辟邸舍居之親視飦粥藥物必愈而後遣其不可爲者必實告之不復爲治活人無數病家持金帛來謝不盡取也嘗詣舒之桐城有民家婦孕將產七日而子不下百術無所效安時之弟子李百全適在傍舍邀安時往視之纔見即連呼不死令其家人以湯溫其腰腹自爲上下拊摩孕者覺腸胃微痛呻吟間生一男子其家驚喜而不知所以然安時曰兒已出胞而一手誤執母腸不復能脫故非符藥所能爲吾隔腹捫兒手所在鍼其虎口既痛即縮手所以遽生無他術也取兒視之右手虎口鍼痕出焉其妙如此有問以華佗之事者曰術若是非人所能爲也年五十八而疾作門人請自視脈曰吾察之審矣且出入息亦脈也今胃氣已絕死矣遂屏却藥餌後數日與客坐語而卒。

按續明道雜志蘄水縣有高醫龐安時者治疾

無不愈其處方用意幾似古人自言心解初不從人授也蘄有富人子竊出游偶鄰人有鬪者排動屋壁富人子方驚懼疾走出惶惑突入市市方陳刑尸富人子走仆尸上因大驚到家發狂性理遂錯醫巫百方不能已龐爲劑藥求得絞囚繩燒爲灰以調藥一劑而愈龐得他人藥嘗之入口即知此何物及其多少不差也

張立德子

東坡雜記眉山有穎臣者長七尺健飲啖倜儻人也忽得消渴疾日飲水數斗食倍常而數溺服消渴藥而逾年疾日甚自度必死治棺衾囑其子於人蜀有良醫張立德之子不記其名爲診脈笑曰君幾誤死矣取麝香當門子以酒濡之作十許丸取枳椇子爲湯飲之遂愈問其故張生言消渴消中皆脾衰而腎敗土不能勝水腎液不上泝乃成此疾今診穎臣脈熱而腎且衰當由果酒食過度虛熱在脾故飲食兼人而多飲水水既多不得不多溺也非消渴也麝香能敗酒瓜果近輒不實而枳椇亦能勝酒屋外有此木屋中釀酒不熟以其木爲屋其下亦不可釀酒故以此二物爲藥以去酒果之毒也

張擴

歙縣志張擴字子充少好醫從蘄州龐安時游同學六十人安時獨喜擴後聞蜀有王朴善脈又能以太素知人貴賤禍福從之期年得衣領中所藏素書盡其訣乃辭去南陵有富人子傷寒不知人氣息僅存擴視之曰此嗜臥證也後三日當蘇蘇則欲飲欲飲與此藥必熟睡覺當

得汗已而果然當塗郭祥正患嗽肌骨如削醫多以爲勞擴曰是不足憂就坐飲以藥忽大吐使視涎沫中得魚骨宿疾皆愈在建業有婦人叩門求醫者擴不在其弟揮爲診之及歸揮具言其狀擴曰弟與藥如是且瘳矣此其脈當嫠居三年左乳下有痣也驗之信然嘗有調官都下者擴診之謂曰蝦游脈見不出七日當死後五日得通判齊州喜曰張擴妄言耳我適得官何謂死哉又二日晨起進盥卧地即死建中靖國初范純仁方召而疾作問曰吾此去幾何擴曰公脈氣不出半年范曰使某得生至京師則子之賜也遂與偕行至京師奏補擴假承務郎未幾公以不起聞崇寧中黃誥補淮西提刑擴謂曰大夫食祿不在淮西行且還朝矣然非今日宰相所謂宰相者猶未起起則有召命不滿歲當三遷又曰大夫不病而細君病憂在九月及蔡京當國誥被召還歲中自戶部吏部遷左司郎中而妻劉亦適以九月卒尚書蹇序辰知應天府擴謂曰尙書無官脈且夕當有謫俄被旨放歸田里復見之曰當得州果得杭州汪丞相微時祁門宰陳孺使徧視在學諸生次至公曰君位宰相然南人得北脈名宦當由北方起未幾登第調北京大名主簿不出北京積官至中奉大夫中興遂爲上相擴後以罪謫永州至洪州晨起見帥曰擴今日時加午當死後事以累公帥曰何至是擴曰吾蔡之血已入心矣退使人伺之及期卒

章迪

無爲州志米芾章吉老墓表云神農有熊氏咸以拯民爲道上聖神靈生而知之簡易無爲後

世聖賢相師或口授若心得其至也雖千年若合符契故孔氏謂安知來者之不如今又曰聖人有所不能知夫陰陽儲精神而明之可不妙哉無爲章氏迪字吉老洞精醫書而得鍼刺之術於素問內經之間以其道救人壽至七十九莫不刺膚透膽隨針病已華佗氏不能過也又以其道授子濟濟誓捄三千人因不復針又以父付子權吾聞士大夫多道濟權起病如神逮得守符親所嘗試曾濟請言吾友周元章撰墓誌不復多得願表墓道遂直書其事吾不及識君觀其子孫廉介自守不以藝取人知君隱施夫行符藥除病捄人除害物者上淸有籙許氏旌陽雞犬亦仙去後之人勿替其志來於墓下讀吾文者勉之大觀元年歲在丁亥丙午朔丙戌日男濟立石

宋道方

揮麈餘話宋道方毅叔以醫名天下居南京然不肯赴請病者扶擕以就求脈政和初田登守郡母病危甚呼之不至登怒曰使吾母死亦以憂去殺此人不過斥責即遣人禽至廷下呵之云三日之內不痊則吾當誅汝以徇衆毅叔曰容爲診之既而曰尚可活處以丹劑遂愈田喜甚云吾一時相困辱然豈可不刷前恥乎用太守之車從妓樂酬以千緡俾羣卒負於前增以綵釀導引還其家旬日後田母病復作呼之則全家遁去田母遂殂蓋其疾先已在膏肓宋姑以良藥遲其死耳

陳言

處州府志陳言字無擇青田人敏悟絶人長於方脈治病立效有不可救者則預告以期晷刻無爽作三因方論研窮受病之源用藥之等醫者宗之其徒王碩爲簡易方并三論行於世

靳豪 靳從謙 靳起蛟

杭州府志靳豪其先本三晉人唐時靳恆者知開封府居官有能名民愛之因家焉後是有豪者北宋時居東京之顯仁坊隱居市藥每日設漿於肆以濟行者宣和間有二道者日飲於靳氏靳氏事之歲餘不懈因曰吾試若耳若長者子孫當有厚報因書數語授之言訖不見視其所授則秘方也試之小兒奇驗高宗南渡扈蹕至武林遂世爲太醫數傳至從謙爲御直翰林醫官賜勅特晉三階出內府百子圖賜之命以所居巷爲百子圖巷靳氏之有百子圖自南宋紹興三年始也靳之後有起蛟字霖六者著有本草會編起蛟之子鴻緒字若霖著有內經纂要其業尤精子咸字以慮吉字允菴謙字仁若皆諸生而吉尤知名當世

何澄

醫說宣和間有一士人抱病纏年百病不差有何澄者善醫其妻請到引入密室告之曰妾以良人抱病日久典賣殆盡無以供醫藥願以身酬澄正色曰娘子何爲出此言但放心當爲調治取效切毋以此相污不有人誅必有鬼神譴責未幾士人病愈何澄一夕夢入神祠判官語之曰汝醫藥有功不於艱急之際以色欲爲貪上帝令賜錢五萬貫官一員未幾月東宮疾國醫不能治有詔召草澤醫澄應詔進劑而愈朝廷賜官賜錢一如其夢

楊大均

避暑錄話道士楊大均蔡州人善醫能默誦素問本草及兩部千金方四書不遺一字與人治病診脈不出藥但云此病若何當服何藥是在千金某部第幾卷即取紙書授之分兩不少差余在蔡州親見其事類若此余嘗問素問有記性者或能誦本草則固難矣若千金俱藥名與分兩劑料此有何義而可記乎大均言古之處方皆因病用藥精深微妙苟通其意其文理有甚於章句偶儷一見何可忘也大均本染家子事父孝醫不受賕謝積其齋施之餘葬內外親三十八喪方宣和間道教盛行自匿名迹惟恐人知蔡魯公聞之親手書以延致使者數十返不得已一往留數日即歸不受一錢余在南京嘗許余避難來山中未及行而魯陷今不知存亡使其果來雖未可遽爲司馬子微此亦一勝士也因論餘慶事悵然懷之

楊介

古今醫統楊介號吉老泗州人也世醫名聞四方有郡守病喉癰成流注久不愈召介治知其嗜食所致惟與生薑一味啖之食至一斤始知辛辣而癰愈守異而問之答曰公好食鷓鴣鷓鴣好食半夏遺毒於喉間非薑無以釋半夏之毒用之遂愈宋徽宗嘗苦脾疾諸醫用理中湯不效介以冰煎服而愈著傷寒論脈訣

臧中立

甯波府志臧中立字定民毘陵人元豐間客鄞湖南時抱病求療者日數十人診治如神崇甯

中徽宗后病甚詔求良醫中立應詔以布衣麻履見上命之入診出問何證中立對曰脾泒極虛殆嘔泄之疾作楚和藥以進且曰服此得睡爲效至夜半果思粥食不一月獲安賜歸詔出官帑市地築室湖南以居焉因名迎鳳坊

王況

揮麈餘話王況字子亨本士人爲南京宋毅叔壻毅叔既以醫名擅南北況初傳其學未精薄遊京師甚悽然會鹽法忽變有大賈覩揭示失驚吐舌遂不能復入經旬食不下咽尫羸日甚國醫不能療其家憂懼牓於市曰有治之者當以千萬爲謝況利其所售之厚姑往應其求既見賈之狀忽發笑不能制心以謂未易措手也其家人怪而詰之況謬爲大言答之曰所笑者輦轂之大如此乃無人治此小疾耳語主人家曰試取鍼經來況謾檢之偶有穴與其疾似是者況曰爾家當勒狀與我萬一不能活則勿尤我當爲若鍼之可立效主病者不得已亦從之急鍼舌之底抽鍼之際其人若委頓狀頃刻舌遂伸縮如平時矣其家大喜謝之如約又爲之延譽自是翕然名動京師既小康始得盡心肘後之書卒有聞於世事之偶然有如此者況後以醫得幸宣和中爲朝請大夫著全生指迷論一書醫者多用之

朱肱

古今醫統朱肱號無求子吳興人善醫尤邃於傷寒潛心數十年窮經義之要成活人書奏進道君朝授奉議郎醫學博士　按醫學入門無求子治南陽太守疾時醫用小柴胡散連進三

服胸满公曰宜煎汁乃能入經絡攻病取快今爲散滯膈上宜作滿因煎二劑與之頓安

陸嚴

船牕夜話陸嚴奉化人以醫術行於時新昌徐氏婦病產不遠二百里輿致之及門婦已死但胸堂間猶微熱陸入視之曰此血悶也能捐紅花數十斤則可以活主人亟購如數乃爲大鍋以煮候湯沸遂以三木桶盛湯於中取牕格籍婦人寢其上湯氣微又進之有頃婦人指動半日遂甦蓋以紅花能活血故也

鄧仲霄

永豐縣志鄧仲霄西門葛溪橋人原係河南開封祥符籍宋宣和年間及第授翰林陸太子贊善通醫術治太子宮妃疾皆有效驗勅授太醫院使俾統天下郡州縣市村鎮之醫文天祥贊曰董氏業醫一偏鄧氏儒醫兩全本來仁心一點便是太極一丸噫肇統先哲垂範後賢種德皆春意休說杏林仙後從隆佑孟后由贛過永豐始居此焉

李生

揮麈餘話楊介吉老者泗州人以醫術聞四方有儒生李氏子棄業願娶其女以受其學執子壻禮甚恭吉老盡以精微告之一日有靈壁縣富家婦有疾遣人邀李生以往李初視脈云腸胃間有所苦耶婦曰腸中痛不可忍而大便從小便中出醫者皆以爲無此證不可治故欲屈君子李曰試爲籌之若姑服我之藥三日當有瘳不然非其所知也下小丸子數十粒煎黃耆

湯下之富家依其言下膿血數升而愈富家大喜贈錢五十萬置酒以問之曰始切脈時覺芤脈現於腸部王叔和脈訣云寸芤積血在胸中關内逢腸芤裏癰此癰生腸内所致然所服者乃雲母膏爲丸耳切脉至此可以言醫矣李後以醫科及第至博士李植元秀即其從子也

李惟熙

東坡志林舒州有醫人李惟熙者爲人清妙善論物理云菱芡皆水物菱寒而芡暖者菱開花背日芡開花向日故也又云桃杏花雙仁輒殺人者其花本五出六出必雙仁嘗說草木花皆五出惟梔子與雪花六出此殆陰陽之理今桃杏六出雙仁皆殺人者失常故也木果之蠹者必不沙爛沙爛者必不蠹而能浮不浮者亦殺人余嘗考其理既沙爛矣則不能蘊蓄而生蟲瓜至甘而不蠹者以其沙爛也此雖末事亦理有不可欺者

王克明

宋史本傳王克明字彦昭其始饒州樂平人後徙湖州烏程縣紹興乾道間名醫也初生時每乏乳餌以粥遂得脾胃疾長益甚醫以爲不可治克明自讀素問難經以求其法刻意處藥其病乃愈始以術行江淮入蘇湖鍼灸尤精診脈有難療者必沉思得其要然後與之藥病雖數證或用一藥以除其本本除而餘疾自去亦有不予藥者期以某日自安有以爲非藥之過過在某事當隨其事治之言無不驗士大夫皆自屈與遊魏安行妻病風痿十年不起克明施鍼而步履如初胡秉妻病氣祕腹脹號呼踰旬克明視之時秉家方會食克明謂秉曰吾愈恭人

病使預會可乎以半硫丸碾生薑調乳香下之俄起對食如平常應州守王安道風噤不語旬日他醫莫知所爲克明令熾炭燒地灑藥置安道於上須臾而蘇金使黑鹿谷過姑蘇病傷寒垂死克明治之明日愈及從徐度聘金黑鹿谷適爲先排使待克明厚甚克明訝之谷乃道其故由是名聞北方後再從呂正已使金金接伴使忽被危疾克明立起之却其謝張子蓋救海州戰士大疫克明時在軍中全活者幾萬人子蓋上其功克明力辭之克明頗知書好俠尚義常數千里赴人之急初試禮部中選累任醫官王炎宣撫四川辟克明不就炎怒劾克明避事坐貶秩後遷至額內翰林醫痊局賜金紫紹興五年卒年六十七

皇甫坦

宋史本傳皇甫坦蜀之夾江人善醫術顯仁太后苦目疾國醫不能療詔募他醫臨安守臣張偁以坦聞高宗召見問何以治身坦曰心無爲則心安人主無爲則天下治引至慈寧殿治太后目疾立愈帝喜厚賜之一無所受令持香禱青城山還復召問以長生久視之術坦曰先禁諸欲勿令放逸丹經萬卷不如守一帝歎服書清靜二字以名其庵且繪其像禁中荊南帥李道雅敬坦坦嵗謁道隆興初道入覲高宗孝宗問之皆稱皇甫先生而不名坦又善相人嘗相道中女必爲天下母果爲光宗后

張總管

齊東野語趙信公在維陽制閫日有老張總管者北人也精於用鍼其徒某得其粗焉一日信

公侍姬苦脾血疾垂殆時張老留旁郡亟呼其徒治之某曰此疾已殆僅有一穴或可療於是刺足外踝二寸餘而鍼爲血氣所吸留竟不可出某倉惶請罪曰穴雖中而鍼不出此非吾師不可請急召之於是命流星馬宵征凡一晝夜而張老至笑曰穴良是但未得吾出鍼法耳遂别於手腕之交刺之鍼甫入而外踝之鍼躍而出焉即日疾愈亦可謂奇矣然古者鍼以石爲之昔全元起欲註素問訪王孫以砭石荅曰古人以石爲鍼不必用鐵說文有此砭字許慎曰以石刺病也東山經云高氏之山多鍼石郭璞云可以爲砭鍼春秋美疢不如惡石服子慎註云石砭石也季世無復佳石故以鍼代之耳又嘗聞舅氏章叔恭云昔倅襄州日嘗獲銅鍼人全象以精銅爲之腑臟無一不具其外俞穴則錯金書穴名於旁凡背面二器相合則渾然全身蓋舊都用此以試醫者其法外塗黄蠟中實以水俾醫工以分折寸按穴試鍼中穴則鍼入而水出稍差則鍼不可入矣亦奇巧之器也後趙南仲歸之内府叔恭嘗寫二圖刻梓以傳焉因併附見於此

嚴防禦

舩窓夜話宋孝宗嘗患痢疾衆醫不效德壽憂之過宮偶見小藥鋪遣中使詢之曰汝能治痢疾否曰專科遂宣之因問得病之由語以食湖蟹多故致此疾遂令診脈醫曰此冷痢也其法用新米藕節細研以熱酒調服如其法數服而愈德壽乃大喜以金杵臼賜之乃命以官至今呼爲金杵臼嚴防禦家可謂不世之遇

許叔微

武進縣志許叔微字知可嘗舉鄉薦省闈不第歸舟次吳江平望夜夢白衣人曰汝無陰德所以不第叔微曰某家貧無資何以與人白衣人曰何不學醫吾助汝智慧叔微歸踐其言果得盧扁之妙凡有病者無問貴賤診候與藥不受其直所活不可勝計赴春官艤舟平望復夢白衣人相見以詩贈之曰施藥功大陳樓間處殿上呼臚唤六叔微不悟其意紹興壬子叔微以第六人登科因第二名不錄遂陞第五其上則陳祖言其下則樓材方省前夢也晚歲取平生已試之方併記其事實以爲本事方又撰傷寒歌三卷凡百篇皆本仲景法又有治法八十一篇及仲景脈法三十六圖翼傷寒論二卷辨類五卷○按簷曝偶談許叔微精於醫云五臟蟲皆上行惟肺蟲下行最難治當用獺爪爲末調藥於初四初六日治之此二日肺蟲上行也

張元珪

鎭江府志張元珪丹徒人建炎間任太醫院御監高宗太子有疳疾元珪藥之愈勅賜金蝦蟆一並金帛酒果勅曰朕置太醫院儲奇藝以壽國脈著藥餌以拯疾厄其任匪輕非知運變權宜之士其奚以堪爾元珪業由世授術貫天人神功聖巧悉皆備焉允宜旌嘉用彰不朽太子久患疳疾諸醫不痊未究其源卿不雷同深識標本一藥而愈安不移時朕甚異之對以蝦蟆疳也特賜金蝦蟆及金帛酒果以賁不次之功欽哉非怪證無以顯奇效非奇效無以著神功加秩褒寵無待費辭勅書刊石以傳迄今六百載後裔世以醫著名

嚴三點

齊東野語近世江西有善醫號嚴三點者以三點指間知六脈之受病世以爲奇以此得名余按診脈之法必均調自己之息而後可以候他人之息凡四至五動爲一息或過或不及皆爲病脈故有二敗三遲四平六數七極八脫九死之法然則察脈固不可以倉卒得之而况三點指之間哉此余未敢以爲然者也或謂其別有觀形察色之術姑假此以神其術初不在脈也

孫琳

愛竹談藪宋甯宗爲郡王時病淋日夜凡三百起國醫罔措或舉孫琳治之琳用蒸餅大蒜淡豆豉三物搗丸令以溫水下三十丸曰今日進三服病當減三之一明日亦然三日病除已而果然賜以千緡或問其說曰小兒何緣有淋只是水道不利三物能通利故爾若琳者其可與語醫矣

戴煟

溫州府志戴煟號復庵永嘉人文端公溪之後爲臨安府知錄咸淳間謝后得異疾舌出不能收煟應召傳以消風散立愈后大喜詢知文端孫妻以姪女後元兵至棄官學道遇異人授以赤天之秘能飛誥帝後遊龍虎山又至衢州有吏抱文書捲其右俾署左判官銜下署畢索視則甌郡回祿文也未幾郡果大火惟煟家得免

張濟

聞見後錄無爲軍醫張濟善用鍼得訣於異人云能解人而視其經絡則無不精因歲飢疫人相食凡視一百七十人以行針無不立驗如孕婦因仆地而腹偏左針右手指而正久患脫肛針頂心而愈傷寒翻胃嘔逆累日食不下針眼皆立能食皆古今方書不著陳瑩中爲作傳云

林頤壽

福建通志林頤壽字褒世晉江人父附貢辟雍祖母楊氏嘗苦背瘍潰爛徑數寸頤壽以敗膿在中侵食旁肉若拔拭則不堪痛楚乃俟其熟寐潛舐去傳藥而愈廬父墓有芝產之瑞事繼母彌謹繼母卒廬墓有白鵲數十往來廬上人以爲孝感頤壽博覽經史尤工大字精醫業所活甚衆切脈言生死遲速無差里人爲著孝友傳年六十八一夕談話而卒號華陽處士

張銳

古今醫統張銳字子剛鄭州人官爲團練使篤好醫方遂得精妙聲名遠著凡有求療雖及細民皆用意爲治一婦產後患大泄喉痺諸醫謂兩證不能並治以爲必死公視之與藥十餘粒使吞之咽通而瀉止人異之公曰理中丸裹紫雪耳喉痺非寒藥不可泄瀉非理中不止紫雪下咽則消釋無餘得至腹中則附子藥也夫何異　按攖甯集張銳治傷寒已死一晝夜面赤者即用藥灌之次早遺屎尿而甦更進平胃散而安

任度

醫學入門有患者嘗饑吞食下至胸便即吐出醫作噎疾膈氣治之無驗任度視之曰此疾蓋

因蛇肉不消所致但揣心腹上有蛇形也病者曰素有大風常求蛇肉食之遂合硝黃以治微利而愈

唐與正

醫學入門唐與正治飲熱酒頂高數寸用葛花倍服而愈治因服黑鉛丹臥則小便微通立則不能涓滴服諸通利藥不效公曰乃結砂時鉛不死硫黃飛去鉛入膀胱故臥則偏重猶可洩立則正塞水道自不能通用金液丹三百丸分爲十服煎瞿麥湯下蓋膀胱得硫黃積鉛成灰從水道下累累如細砂其病遂愈

王朝弼

文天祥金匱歌序金匱者鄉前輩王君良叔之祕醫方也初良叔以儒者涉獵醫書不欲以一家名一日遇病數十輩同一證醫者曰此證陰也其用某藥無疑數人者駢死醫者猶不變良叔曰是證其必有他合少更之遂服陽證藥自是皆更生焉良叔寃前者之死也遂發念取諸醫書研精探索如其爲學然久之無不通貫察證辨脈造神入妙如庖丁解牛傴僂承蜩因自撰爲方劑括爲歌詩草紙蠅字連帙累牘以遺其後人曰吾生平精神盡在此矣其子季浩以是爲名醫其子庭舉蚤刻志文學中年始取其所藏讀之今醫遂多奇中一日出是編予然後知庭舉父子之有名於人其源委蓋有所自來矣天下豈有無本之學哉世道不淑清湻之時少乖戾之時多人有形氣之私不能免於疾世無和扁寄命於嘗試之醫斯人無辜同於巖墻

桎梏之歸者何可勝數齊高彊曰三折肱知爲良醫楚辭曰九折臂而成醫言屢嘗而後知也曲禮曰醫不三世不服其藥言嘗之久而後可信也人命非細事言醫者類致謹如此然則良叔齊楚人所云醫也若庭畢承三世之澤其得不謂之善醫已乎予因謂庭畢曰凡物之精造物者秘之幸而得之者不敢輕然其久未有不發周公金縢之匱兄弟之祕倩也至成王時而發藝祖金匱之誓母子之秘言也至太宗時而發君所謂金匱歌者雖一家小道然祖宗之藏本以爲家傳世守之寶其爲祕一也子之發之也以其時考之則可矣庭畢曰大哉斯言予祖之澤百世可以及人予爲子孫不能彰悼先志恐久遂沈泯上遺先人羞敢不承教以廣之於人予嘉庭畢之用心因爲序其本末如此良叔諱朝弼季浩諱淵庭畢名槐云

邱經歷

癸辛雜識劉漢卿郎中患牙槽風久之頷穿膿血淋漓醫皆不效在維揚有邱經歷益都人妙針法與針委中及女膝穴是夕膿血即止旬日後頷骨蛻去別生新者其後張師道亦患此證亦用此法鍼之而愈殊不可曉也邱常治消渴者遂以酒酵作湯飲之而愈皆出於意料之外委中穴在腿脷中女膝穴在足後跟俗言丈母腹痛灸女壻脚後跟乃舛而至此亦女膝是也然灸經無此穴又云女須穴

金

李慶嗣

金史本傳李慶嗣洛人少舉進士不第棄而學醫讀素問諸書洞曉其義大德間歲大疫廣平尤甚貧者往往闔門臥病慶嗣攜藥與米分遺之全活者衆慶嗣年八十餘無疾而終所著傷寒纂類四卷改證活人書二卷傷寒論三卷針經一卷傳於世

紀天錫

金史本傳紀天錫字齊卿泰安人早棄進士業學醫精於其技遂以醫名世集註難經五卷大定十五年上其書授醫學博士

張元素 子璧

金史本傳張元素字潔古易州人八歲試童子舉二十七試經義進士犯廟諱下第乃去學醫無所知名夜夢有人用大斧鑿心開竅納書數卷於其中自是洞徹其術河間劉完素病傷寒八日頭痛脉緊嘔逆不食不知所為元素往候完素面壁不顧元素曰何見待之卑如此哉既為診脉謂之曰脉病云云曰然初服某藥用某味乎曰然元素曰子誤矣某味性寒下降走太陰陽亡汗不能出今脉如此當服某藥則效矣完素大服如其言遂愈元素自此顯名元素治病不用古方其說曰運氣不齊古今異軌古方新病不相能也自為家法云　按古今醫統張元素善知藥性氣味陰陽厚薄升沉之微李時珍稱其靈素而後一人著珍珠囊引經佐使李杲師事之盡得其學子璧得父業名著當時號雲岐子有脉談行世

劉完素

金史本傳劉完素字守眞河間人嘗遇異人陳先生以酒飲守眞大醉及寤洞達醫術若有授之者乃撰運氣要旨論精要宣明論慮庸醫或出妄說又著素問元機原病式特舉二百八十八字註二萬餘言然好用涼劑以降心火益腎水爲主自號通元處士云

張從正

金史本傳張從正字子和睢州考城人精於醫貫穿素難之學其法宗劉守眞用藥多用寒涼然起疾救死多取效古醫書有汗吐下三法亦有不當汗者汗之則死不當吐者吐之則死不當下者下之則死各有經絡脈理世傳黃帝岐伯所爲書也從正用之最精號張子和汗吐下妄庸淺術習其方劑不知察脈原病往往殺人此庸醫所以失其傳之過也其所著有六門二法之目存於世云　按河南通志張從正興定中召補太醫居無何辭去乃與麻知幾輩日遊濦水之上講明奧義辨析元理遂以平日聞見及嘗試效者輯爲一書凡四十卷名曰儒門事親

竇漢卿

古今醫統竇漢卿爲金太師善醫妙於針有死去經日者若胷前稍溫鍼之立起著有鍼經指南標幽賦誠爲古今之軌範

成無己

古今醫統成無己世習儒醫無己尤該博羣書有敏質祖術仲景傷寒辨析表裏虛實極其旨

趣著有傷寒論明理論凡數十卷行世

王博 韓燊

鳳陽府志王博韓燊皆醫道通神宿州衛有百戶李昶者方十五六歲時以弱疾幾不起延二公視之韓曰此兒病即愈壽且至八十餘王再視之亦曰壽八十四歲而終病不日當愈人皆笑其迂後竟病痊至八十四歲而終

元

痲九疇

古今醫統痲九疇字知幾莫州人三歲識字七歲能書長通經史因疾從子和學醫遂盡得其妙濟活甚多

王仲明

江南通志王仲明江都人善醫平章廉希憲疾世祖召仲明治之未即行人强之曰君能起廉相是惠及天下也仲明遄往投以一匕立愈世祖欲官之辭不就

許國禎

山西通志許國禎曲沃人博通經史尤精醫術金末避兵嵩州永甯縣河南平歸寓太原元世祖在潜邸以醫徵至瀚海留守掌醫藥莊太后有疾國禎刻期而愈世祖即位授榮祿大夫提點太醫院事賜金符至元三年改授金虎符十二年遷禮部尚書遂拜集賢大學士進階光祿

大夫卒年七十六謚忠憲後追封薊國公　按古今醫統國禎字進之爲世祖掌醫藥有奇效世祖患痰進藥味苦不飲禎曰良藥苦口利於病忠言逆耳利於行世祖然之遂飲藥而愈

王鏡澤

金華府志王鏡澤名開字啓元蘭谿人家貧好讀書不遇於時遂肆力醫道遊大都竇太師漢卿之門二十餘年悉傳其術以歸竇公屬之曰傳吾術以濟人使人無病即君之報我也遇人有疾輒施鍼砭無不立愈至元初領揚州教授以母老辭所著有重註標幽賦傳於世子國瑞孫廷玉曾孫宗澤皆克世其業云

李浩

滕縣志李浩其先曲阜人五世祖官於滕因家焉大父義父玉皆以儒顯而浩喜醫方術慕倉公之爲人也元初常往來東平間爲人治病決死生其驗如神所著有素問鉤元仲景或問諸藥論甚精竇文正默幼從其子元學薦之元世祖而老不可徵詔有司歲給衣米終其身

周眞

醫學入門周眞治一婦因產子舌出不能收公以硃砂敷其舌仍令作產子狀以兩女扶腋乃於壁外投大瓦盆作聲砰訇聞之舌收矣治一女子嗜食泥日食河中汚泥三盌許公取壁間敗土調飲之遂不食

楊用安

崇仁縣志楊用安字存心武昌路醫學教授治病多神效尤善太素脈預定前程休咎年數修短草廬公贈詩有期君還舊里共啟內經元之句

沈光明

松江府志沈光明華亭人以治目鳴先世常受術於龍樹師內外障七十二症悉能治而去之光明克世其學士大夫咸稱重焉

潘濤

江西通志潘濤上高人累世以業醫名至濤益顯全活者甚衆嘗著醫學繩墨一書其目有十一切脈二問證三斷病名四辨逆順五明標本六立治七審輕重八處方九用藥十調理行於世

徐文中

古今醫統徐文中字用和工醫藥鍼術有符呪治療捷效人稱神醫　按宣城縣志徐文中爲吳掾鎭南王妃苦風患禿魯御史以文中聞文中丐診候按手合骨曲池而鍼潛入焉妃殊不省也移晷手足並舉次日起坐王喜勞之大旱請致雨王以雨而雷卜爲法云文中振袂一揮雲冉冉北方大雨如注迅雷震天且霽矣從吳還武陵守吳秉彝病召之立愈嘗語人吾弟子羣然亟於利故其術不神文中今茲遊四十禩所奏績罔算顧自未敢核報爾

史可甦

鄱陽縣志史可甦生而篤學晚託醫隱舊傳載元人曾辟爲郡學錄屢徵弗就以先世有顯者義不忘宋有淵明遺風居餘干棠棣橋晚年遷寓鄱城之西博涉羣書無所不貫因旁通於醫邑人德其起死之功榜其堂曰更生用是隱其眞名因合更生字以可甦章起鳳贊曰術能託乎精微志不厭乎澹泊其抱道自晦寓意於術以神其用易稱潛德殆其選歟

程深甫

休甯縣志程深甫汊口人業儒神於醫擢浙江省太醫提舉上召治疾立愈聲滿南北一時有好人程太醫之語

王君迪

儀眞縣志王君迪由江西遷儀眞以醫著所述古今方論無一不詳持別脈二十四狀參之以外候偏邪如燭照鑑別吳草廬澄爲作可山記以贈

范天錫

休甯縣志范天錫字壽朋汊川人府教一爲之子邃軒岐之術診脈能決人生死用藥不泥古方隨手而應罔不效者嘗爲郡醫學提領

何順中

崑山縣志何順中自曾祖子雲以下世業醫至順中益著工巧居太醫垣四十年王公貴人有招延之者視義不視物必專敬乃往往則疾家有所恃或以勢位臨之弗能致也家固貧極譏

義利之辨云

嚴子成

嘉興府志嚴子成字伯玉其先汴人宋咸淳間始祖名秋蟾來秀州賣藥子孫遂家於禾大德間京師開御藥局徵子成不就時霅川趙文敏公遘疾醫不能治邀子成診之翌日即瘳文敏喜爲杏林圖并孫思邈像贈之自是稱藥師性好施予笥不留貲年八十九忽語人曰我將往五嶽遊仙府也無疾而逝

李杲

元史本傳李杲字明之鎭人也世以貲雄鄉里杲幼歲好醫藥時易人張元素以醫名燕趙間杲捐千金從之學不數年盡傳其業家既富厚無事於技操有餘以自重人不敢以醫名之大夫士或病其資性高謇少所降屈非危急之疾不敢謁也其學於傷寒癰疽眼目病爲尤長北京人王善甫爲京兆酒官病小便不利目睛凸出腹脹如鼓膝以上堅硬欲裂飲食且不下甘淡滲泄之藥皆不效杲謂衆醫曰疾深矣內經有之膀胱者津液之府必氣化乃出焉今用滲泄之劑而病益甚者是氣不化也啓元子云無陽者陰無以生無陰者陽無以化甘淡滲泄皆陽藥獨陽無陰其欲化得乎明日以羣陰之劑投不再服而愈西曹椽蕭君瑞二月中病傷寒發熱醫以白虎湯投之病者面黑如墨本證不復見脈沉細小便不禁杲初不知用何藥及診之曰此立夏前誤用白虎湯之過白虎湯大寒非行經之藥止能寒腑臟不善用之則傷寒本

病隱曲於經絡之間或更以大熱之藥救之以苦陰邪則他證必起非所以救白虎也有溫藥之升陽行經者吾用之有難者曰白虎大寒非大熱何以救君之治奈何杲曰病隱於經絡間陽不升則經不行經行而本證見矣本證又何難焉果如其言而愈魏邦彥之妻目瞖暴生從下而上其色綠腫痛不可忍杲云瞖從下而上病從陽明來也綠非五色之正殆肺與腎合而爲病邪乃瀉肺腎之邪而以入陽明之藥爲之使既效矣而他日病復作者三其所從來之經與瞖色各異乃曰諸脈皆屬於目脈病則目從之此必經絡不調經絡不調則目病未已問之果然因如所論而治之疾遂不作馮叔獻之姪櫟年十五六病傷寒目赤而煩渴脈七八至醫欲以承氣湯下之已煮藥而杲適從外來馮告之故杲切脈大駭曰幾殺此兒內經有言在脈諸數爲熱諸遲爲寒今脈八九至是熱極也而會要大論云病有脈從而病反者何也脈之而從　按之不鼓諸陽皆然此傳而爲陰症矣令持薑附來我當以熱因寒用法處之藥未就而病者爪甲頓變服至八兩汗尋出而愈陝帥郭巨濟病扁枯二指着足底不能伸杲以長鍼刺骫中深至骨而不知痛出血一二升其色如墨又且謬刺之如此者六七服藥三月病良已裴擇之妻病寒熱月事不至者數年已喘嗽矣醫者率以蛤蚧桂附之藥投之杲曰不然夫病陰爲陽所搏溫劑太過故無益而反害投以寒血之藥則經行矣已而果然杲之設施多類此當時之人皆以神醫目之所著書今多傳於世云

曾世榮

衡州府志曾世榮號育溪精於方脈著活幼心書行於世大德丙午衡民不戒於火延及二千餘家火迫世榮宅四顧無以爲計忽飆塵中但聞人聲喧呼此曾世榮宅併力進水百餘器煙止風收而宅與書板俱得不焚談者皆云世榮用心仁恕故造物默佑之也

陸怡

松江府志陸怡字悅道華亭人常在杭州得遺珠值千緡候求者還之尤善醫汴人段氏客比鄰一夕溘死怡取馬櫪去底置大釜上舁死者內之蒸以葱藥及旦皮腐而氣復大德間召至京師右丞相答剌罕哈剌哈孫使切脈竟曰丞相無疾惟左足大拇指一脈不到時哈孫欲試其藝先以物約之也稱爲神人欲官之力辭歸賜號悅道處士

釋普映

德興縣志釋普映長居院僧通究釋典尤精岐黄之術元武宗取爲太醫除授僧錄司在朝十二年

釋拳衡

德興縣志釋拳衡燒香院僧通釋典善醫投劑無不效至治三年皇后疾拳衡獻藥有功賜號忠順藥師領五省採藥使

葛應雷 應澤 正蒙

蘇州府志葛應雷郡人字震父祖思恭宋宣義郎父從豫進義校尉皆攻醫應雷幼習舉子業

學日進宋亡遂以家藏方書研精覃思其處方製劑率與他醫異時浙西提刑李判官中州名醫也嘗因父疾自診之復咨於應雷聞其言論父子相顧駭愕曰南方亦有此人耶盡出所藏劉守眞張潔古諸書與之討論無不脗合而劉張之學行於江南者自此始扁其齋曰恒謂醫不可無恒也由平江醫學教授陞江浙醫官提舉　按吳縣志葛應雷攻於醫著醫學會同二十卷推五運六氣之標本察陰陽升降之左右以定五臟六腑之虛實合經絡氣血之注而知疾病之候死生之期其處方製劑砭焫率與他醫異　又按蘇州志應雷弟應澤仕平江路官醫提領子正蒙字仲正世其業居杉瀆橋故第所扁醫室曰復生堂其座右銘曰濟世之道莫大乎醫去疾之功莫先乎藥乃周丞相書篆刻猶存

羅知悌

杭州府志羅知悌字子敬號太無錢唐人以醫侍穆陵甚見寵厚丹溪朱彥脩志醫遍歷江湖不遇明者還至武陵遇知悌侯門下三載始得見知悌愛其誠盡以其術授之彥脩遂以醫名東南知悌能詞章善揮翰貧病無告予之以藥無不愈者仍贈以調理之資

朱震亨

戴良丹溪翁傳丹溪翁者婺之義烏人也姓朱氏諱震亨字彥脩學者稱之曰丹溪翁翁自幼好學日記千言稍長從鄉先生治經爲舉子業後聞許文懿公得朱子四傳之學講道八華山復往拜焉益聞道德性命之說宏深粹密遂爲專門一日文懿謂曰吾臥病久非精於醫者不

能以起之子聰明異常人其肯游藝於醫乎翁以母病脾於醫亦粗習及聞文懿之言即慨然曰士苟精一藝以推及物之仁雖不仕於時猶仕也乃悉焚棄向所習舉子業一於醫致力焉時方盛行陳師文裴宗元所定大觀二百九十方翁窮晝夜是習既而悟曰操古方以治今病其勢不能以盡合苟將起度量立規矩稱權衡必也素難諸經乎然吾鄉諸醫鮮克知之者遂治裝出游求他師而叩之乃渡浙江走吳中出宛陵抵南徐達建業皆無所遇及還武林忽有以其郡羅氏告者羅名知悌字子敬世稱太無先生宋理宗朝寺人學精於醫得金劉完素之眞傳而旁通張從正李杲二家之說然性褊甚恃能厭事難得意翁往謁焉凡數往返不與接已而求見愈篤羅乃進之曰子非朱彥脩乎時翁已有醫名羅故知之翁既得見遂北面再拜以謁受其所教羅遇翁亦甚歡乃授以劉張李諸書爲之敷揚三家之旨而一斷於經且曰盡去而舊學非是也翁聞其言渙焉無少凝滯於胸臆居無何盡得其學以歸鄉之諸醫泥陳裴之學者聞翁言即大驚而笑且排獨文懿喜曰吾疾其遂瘳矣乎文懿得末疾醫不能療者十餘年翁以其法治之良驗於是諸醫之笑且排者始皆心服口譽數年之間聲聞頓著翁不自滿足益以三家之說推廣之謂劉張之學其論臟腑氣化有六而於濕熱相火三氣致病爲最多遂以推陳致新瀉火之法療之此固高出前代矣然有陰虛火動或陰陽兩虛濕熱自盛者又當消息而用之謂李之論飲食勞倦內傷脾胃則胃脘之陽不能以升舉并及心肺之氣陷入中焦而用補中益氣之劑治之此亦前人之所無也然天不足於西北地不滿於東南天陽

周子 周子敦頤號濂溪作通書 張子横渠作正蒙 礼記郊特牲篇云凡飲養陽氣也凡食養陰氣也

也地陰也西北之人陽氣易於降東南之人陰火易於升苟不知此而徒守其法則氣之降者固可愈而於其升者亦從而用之吾恐反增其病矣乃以三家之論去其短而用其長又復參之以太極之理易禮記通書正蒙諸書之義貫穿內經之言以尋其指歸而謂內經之言火蓋與太極動而生陽五性感動之說有合其言陰道虛則又與禮記之養陰意同因作相火及陽有餘陰不足二論以發揮之於是翁之醫益聞四方以病來迎者遂輻輳於道翁咸往赴之其所治病凡幾病之狀何如施何良方飲何藥而愈自前至今驗者何人何縣里主名得諸見聞班班可紀　浦江鄭義士病滯下一夕忽昏仆目上視溲注而肝瀉翁診之脈大無倫即告曰此陰虛陽暴絕也蓋得之病後酒且內然吾能愈之急命治人參膏而且促灸其氣海頃之手動又頃而唇動及參膏成三飲之甦矣其後服參膏盡數斤病已　天台周進士病惡寒雖暑亦必以綿蒙其首服附子數百增劇翁診之脈滑而數即告曰此熱甚而反寒也乃以辛涼之劑吐痰一升許而蒙首之綿減半仍用防風通聖散飲之愈周固喜甚翁曰病愈後須淡食以養胃內觀以養神則水可生火可降否則附毒必發殆不可救彼不能然後竟疽發背死　浙省平章南征閩粵還病反胃醫以為可治翁診其脈告曰公之病不可言也即出獨告左右曰此病得之驚後而使內火木之邪相挾氣傷液亡腸胃枯損食雖入而不化食既不化五臟皆無所稟去此十日死果如言　鄭義士家一少年秋初病熱口渴而妄語兩顴火赤醫作大熱治翁診之脉弱而遲告曰此作勞後病溫惟當服補劑自己今六脈皆搏手必涼藥所致竟以

附子湯啜之應手而瘥　浙東憲幕傅氏子病妄語時若有所見其家妖之翁切其脈告曰此病痰也然脈虛弦而沉數蓋得之當暑而飲酸又大驚傅曰然嘗夏因勞而甚渴恣飲梅水一二升又連得驚數次遂病翁以治痰補虛之劑處之旬浹愈　里人陳時叔病腹脹如斗醫用利藥轉劇翁診之脈數而濇告曰此得之嗜酒嗜酒則血傷血傷則脾土之陰亦傷胃雖受穀不能以轉輸故陽升陰降而否矣陳曰某以嗜酒前後溲見血者有年翁用補血之劑投之驗　權貴人以微疾來召見翁至坐中堂自如翁診其脈不與言而出使詰之則曰公病在死法中不出三月且入鬼錄顧猶有驕氣耶果如期死　一老人病目無見使來求治翁診其脈微甚爲製人參膏飲之目明如常時後數日翁復至忽見一醫在庭煉礞石問之則已服之矣翁愕然曰此病得之氣大虛今不救其虛而反用礞石不出此夜必死至夜方半氣奄奄不相屬而死　一男子病小便不通醫治以利葯益甚翁診之右寸頗弦滑曰此積痰病也積痰在肺肺爲上焦而膀胱爲下焦上焦閉則下焦塞譬如滴水之器必上竅通而後下竅之水出焉乃以法大吐吐已病如失　一婦人病不知稍蘇即號叫數四而復昏翁診之肝脈弦數而且滑曰此怒心所爲蓋得之怒而强酒也詰之則不得於夫每遇夜引滿自酌解其懷翁治以流痰降火之劑而加以香附以散肝分之鬱立愈　一女子病不食面北臥者且半載醫告術窮翁診之肝脈弦出寸口曰此思男子不得氣結於脾故耳叩之則許嫁丈夫入曠且五年翁謂其父曰是病惟怒可解蓋怒之氣擊而屬木故能衝其土之結今宜觸之使怒耳父以爲不然翁

入而掌其面者三責以不當有外思女子號泣大怒怒已進食翁復潛謂其父曰思氣雖解然必得喜則庶不再結乃詐以其夫有書旦夕且歸後三月夫果歸而病不作　一婦人產後有物不上如衣裾醫不能喻翁曰此子宮也氣血虛故隨子而下即與黃耆當歸之劑而加升麻舉之仍用皮工之法以五倍子作湯洗濯皺其皮少選子宮上翁慰之曰三年後可再生兒無憂也如之　一貧婦寡居病癩翁見之惻然乃曰是疾世號難治者不守禁忌耳是婦貧而無厚味寡而無欲庶可療也即自具葯療之病愈後復投四物湯數百遂不發動　翁之爲醫皆此類也　蓋其遇病施治不膠於古方而所療皆中然於諸家方論則靡所不通他人靳靳守古翁則操縱取舍而卒與古合　一時學者咸聲隨影附翁敎之亹亹忘倦一日門人趙良仁問太極之旨翁以陰陽造化之精微與醫道相出入者論之且曰吾於諸生中未嘗論至於此今以吾子所問故偶及之是蓋以道相告非徒以醫言也趙出語人曰翁之醫其如橐籥於此乎羅成之自金陵來見自以爲精仲景學翁曰仲景之書收拾於殘篇斷簡之餘然其間或文有不備或意有未盡或編次之脫落或義例之乖舛吾每觀之不能以無疑因畧摘疑義數條以示羅尚未悟及遇治一疾翁以陰虛發熱而用益陰補血之劑療之不三日而愈羅乃歎曰以某之所見未免作傷寒治今翁治此猶以芎歸之性辛溫而非陰虛者所宜服又況汗下之誤乎翁春秋既高乃徇張翼等所請而著格致餘論局方發揮傷寒辨疑本草衍義補遺外科精要新論諸書學者多誦習而取則焉

王珪

古今醫統王珪字均章號中陽老人吳郡人志行高潔見道眞明尤邃於醫學屏除世慮隱居吳之虞山人稱隱君所著方書超出羣表自幼及壯至老調攝有序論證有旨至於諸痰諸飲挾火爲患悉究精詳製有滾痰丸最爲神效

潘璟

古今醫統潘璟不知何郡人善醫診視有異見一婦懷孕二歲一孕十四月俱不產璟診視之曰非孕也疾也作劑飲之孕二歲者下肉塊百餘孕十四月者下大蛇二婦俱得活

宋會之

錢塘縣志宋會之名醫也治水蠱碎乾絲瓜入巴豆十四粒同炒獨用瓜炒陳倉米而去之研成丸服百粒其言曰巴豆逐水瓜象人絡僅借爲引而以米投胃氣是深知醫者

沈好問 子允振

浙江通志沈好問字裕生錢塘人世業小兒醫至好問益精視小兒病洞見臟腑尤善治痘證所著有素問集解痘疹啓微本草類證諸書子允振字愼伯亦良醫有父風　按仁和縣志沈好問別號啓明先世以鍼灸隸籍太醫院扈宋南渡徙居杭杭人傳爲沈鐵鍼云好問穎慧絕人取祖醫祕笈晝夜研究者數年其視人疾病必見臟腑中所滯之物然後以藥療之故病者無不愈侍御郭太薇邀之閩大中丞喻醒哲邀之蜀督師王總戎邀之好問皆以一七立起題

授太醫院院判請告歸卒

吳綬

浙江通志吳綬錢塘人著傷寒蘊要全書發明五運六氣畫圖立說究極元微以名醫徵至京師仕至太醫院院判北歸時湖墅有馮英者病傷寒一時諸醫議用承氣湯邀綬視之曰將戰汗矣非下證也當俟之頃刻果得戰汗而解

莫仲仁

松江府志莫仲仁華亭人病聾以醫鳴邑人某病蠱衆醫莫療仲仁以峻劑吐蠱數升立愈某病寒逾七日發强凡縮法當死仲仁徐以常藥理之而平某病痢噤不食者七日氣殆絕仲仁投以湯即納食飲而起有大官病瘵衆醫爭進仲仁望而走曰雖扁鵲不可爲已出門而殂其神驗若此

吳恕

杭州府志吳恕字如心錢塘人少貧貨烏蛇丸以治風疾時采風使適有患此疾者召恕與談驚服其論議遂委治之疾果愈其名遂震後徵至京師授太醫院御醫恕念傷寒爲病傳變不常張仲景傷寒論旨意幽深非窮理之至者莫窺其要乃潛心研究本傷寒論朱奉議活人書約爲賦以發其隱復纂指掌圖以開示初學仲景奧旨囊括殆盡世之業醫者往往宗之

黃子厚

醫學入門黃子厚江西人與滑壽同時治富家子年十八病遍身肌肉坼裂公屏人詰問曾近女色否曰十二三歲曾近之矣公曰古云精未通而近女色則四體有不滿之處後日當有難收之疾在法不治後果惡汁淋漉痛絕而死治一富翁病泄彌年公治浹旬不愈忽讀易天行健運轉不息氣舉之也富翁之泄乃氣不能舉所以脫下即灸百會穴三十四壯而泄止矣

項昕

醫學入門項昕號抱一翁婺源人治一病脅痛衆以爲癰投諸香薑桂之類益甚陽脈弦陰脈微濇公曰弦者痛也濇者腎邪有餘也腎上薄於脅不能下且腎惡燥今服燥藥過多非得利不愈先用神保丸下黑溲痛止更服神芎丸或疑其太過公曰向用神保丸者以腎邪透膜非全蠍不能引導然巴豆性熱非得硝黃蕩滌後遇熱必再作乃大泄數次病愈經曰痛隨利減是也治一婦腹脹如鼓四體骨立醫以爲孕爲蠱爲瘵公診曰此氣搏血室耳服血藥多而失於順氣經曰氣血同出而異名故治血必先順氣俾經隧得通而後血可行乃以蘇合丸投之三日而腰痛曰血欲行矣急以硝黃峻逐之下瘀血如瓜者十餘枚而愈所以知其病者以其六脈弦滑而數弦者氣結滑者血聚實邪也故氣行而大下之　又一婦病同而診異公曰不治法當數月死向者女子脈滑而邪實今脈虛爲元氣奪矣　又一女子病亦同而亦脈獨弦公曰眞臟脈見法當踰月死後皆如其言　治一人夏月病甚衆以爲瘵公診其脈細數而實細數者暑也暑傷氣宜虛今不虛而反實乃熱傷血藥爲之也與白虎湯飲之立瘥　治一人

胸膈壅满甚篤昏不知人公診其脈陽脈浮滑陰脈不足浮爲風滑爲血聚始爲風傷肺陰脈不足乃過於宣逐也諸氣奪肺肺氣治則出入易菀陳除故行其肺氣病當自已初以杏仁薏米之劑灌之立甦繼以升麻黄耆桔梗消其膿服之逾月而愈

王好古

古今醫統王好古字從之號海藏古趙人性明敏通經史好醫方師李明之所著醫壘元戎十二卷醫家大法三卷仲景詳辨活人節要歌湯液本草此事難知斑疹論光明論標本論傷寒辨惑論等書行世

戴同父

古今醫統戴同父名起宗建業人任儒學教授其學以作聖爲己功謂醫爲性命之學遂潛心以究內經之秘選五運六氣之旨刊脈訣之誤辟邪說正本源誠有功於醫者也

羅天益

古今醫統羅天益字謙甫眞定人東垣弟子潛心苦學眞積力久居東垣門下十餘年盡得其妙著有衛生寶鑑二十四卷行世

樊子晉 趙良

湖廣通志樊子晉麻城人讀書明理審病察脉預知人十年生死醫學宗之　古今醫統趙良字以德號雲居江浦人丹溪弟子有高致精醫術張士誠據吳召不往挈家隱華亭鄉中以活

活人爲心醫造閫奥沉痾悉能起著有醫學宗旨金匱衍義等書行世

梁周泰

稷山縣志梁周泰字百亨由儒醫元至正間授平陽路醫學教授子權孫叔東皆能世其業邑人稱其有活人之功子孫世躋科目爲邑望族

王東野 曠世儦

吉安府志王東野永新人精方脈嘗著本草經當時知名任太醫院御醫虞文靖揭文安陳雪樓劉申齋趙子昂咸與之交而尤厚趙魏公以老致仕歸邑人曠處良傳其學卒爲名醫處良曾世儦精醫術士大夫重之至爲之語曰命非景儒不談藥非世儦不服景儒精星術今曠氏醫學世其家

陸仲遠

江南通志陸仲遠靑陽人醫不嗜利有逸士風能察腧輸經脈審榮衞順逆軒履到門日數百而園池竹石觥籌鏗鏗然樂也年老思九子芙蓉不能去日著千金聖惠方子孫守之遂家於此

徐復

松江府志徐復字可豫號神翁華亭南橋人海鹽州醫學教授其先宋濮陽太守熙遇異人授以扁鵲神鏡經頗有所悟遂以醫名世復尤精靈樞素問諸書其治病常審南北蔡强弱緩急

而投之故百不失一會稽楊維楨病久痢不食飲衆醫皆曰元氣脫不可治矣復診之曰頃於西門視一劇證其脈與公等然公七日起彼不出三日當殂遂投劑至期愈而閱三日者殂矣維楨有歌紀其事

劉開

南康府志劉開字立之習釋老學常游廬山遇異人授以太素脈行世元帝召赴闕賜號復眞先生卒葬於西古山著有方脈舉要

王公顯

紹興府志王公顯新昌人字達卿性聰敏方元盛時人習科舉業其父乃使學醫私語之曰不久將有干戈之難汝勿求仕業醫則可矣由是公公顯遂精於醫未幾南北兵起父言果驗邑中大疫公顯與其子宗興沿門療治所活甚衆孫性同明洪武中舉醫學特科

明

葛乾孫

明外史本傳葛乾孫字可久長洲人父應雷以醫名乾孫體貌魁碩膂力絕人好擊刺戰陣之法後折節讀書兼通陰陽律歴星命爲文章有名屢試不偶乃傳父業然不肯爲人治疾或施之輒著奇效名與金華朱丹溪埒一書用傷寒不汗發狂循河走乾孫捽置水中良久出之裹以重棉乃汗而解一富家女病四肢痿痺目瞪不能食衆醫治不效乾孫命悉去房中香奩流

蘇之屬掘地坎置女其中令家人伺女手足動有聲則告久之女果舉手足而呼投藥一丸明日女自坎中出矣蓋此女平日嗜香而脾爲香氣所蝕故得是證其療病不用方藥如此至正時天下大亂乾孫推己祿命不利慨然謂其友曰聞中原豪傑並起而我不得與命也今六氣淫厲吾犯咸池殆將死矣一日見武士引弓取挽之及彀歸即下血命子煮大黃四兩飲之子密減其半血不下詰知其故語之曰無傷我命盡來年今則未也再服二兩而愈明年果卒　按異林葛可久吳人也性豪爽好博少遇異人授以醫術一日道有狂犬可久謂人曰誰能擒之此可療也惡少果環執之可久砭其脊犬臥良久即蹷有羣少戲里中望見可久一少年從牖躍入室曰召可久診視不驗則羣譟之強可久診之曰腸已斷矣當立死耳有頃少年果死朱彥脩嘗治浙中一女子瘵且愈頰上兩丹點不滅彥脩技窮謂主人曰須吳中葛公耳然其人雄邁不羈非子所致也吾遺書往彼必來主人悅具供帳舟楫以迎使至葛公方與衆博大呌使者俟立中庭葛公瞠目視之曰爾何爲者使者奉牘跪上之葛公省書不謝客行亦不返舍遂登舟比至彥脩語其故出女子視之可久曰法當刺兩乳主人難之可久曰請覆以衣援鍼刺之應手而滅主人贈遺甚豐可久笑曰我爲朱先生來豈責爾報耶悉置不受江浙行省左丞某者患癱疾彥脩曰按法不治可久曰尚可刺彥伯曰雖可刺僅舉半體耳亦無濟也家人固請遂刺之卒如彥修言彥修且計日促之行曰當及家而絕矣已而果然　按霏雪錄可久治方脈術與朱彥修齊名嘗炒大黃過焦悉棄去不用其謹如此人來迎致不問貧富

皆往貧人以楮鏹來貿藥準病輕重注善藥緘以畀之而歸其直或楮鏹有不佳者易佳者使供饘粥蓋仁人之用心也　古今醫統葛可久名乾孫震父之子醫實跨竈性甚仁厚求療不分貴賤輒盡心藥之無有不效著有醫學啓蒙論十二經絡十藥神書行世

范益

古今醫統范益燕京人醫甚精尤神於脈年七十時有老嫗居西山請診其女益以倦騎乘爲辭嫗出頃之携二少女至益診而詰之曰此非人脈乃妖質耳嫗跪告曰妾本狐類久住世間得日月之精氣故能變幻人形二女偶患疾苦知君仁厚存活爲心故敢求藥君既洞察詎敢欺乎益遂與藥隨叩其所以往來禁城如入無人之境何也嫗曰此時眞主已在濠梁京城諸神俱已往彼是故得以出入也逾年太祖果克燕京若益者眞神醫也

倪維德

明外史本傳倪維德字仲賢吳縣人祖父以醫顯維德幼嗜學已乃業醫以內經爲宗病大觀以來醫率用裴宗元陳師文和劑局方故方新病多不相合乃求金人劉完素張從正李杲三家書讀之出而治疾無不立效周萬戶子八歲昏眊至不識饑飽寒暑時以土炭自塞其口維德診之曰此慢脾風也脾藏智慢則智短急以疏風助脾劑投之即愈顧顯卿右耳下生瘿大與首同痛不可忍更數十醫莫能治維德曰此手足少陽經受邪也煮藥飲之踰月而愈劉子正妻病氣厥或哭或笑人以爲祟所憑維德曰兩手脈俱沉胃脘必有所積積則痛問之果然

以生熟水導之吐痰涎數升而愈盛架閣妻左右肩臂奇癢延及頭面不可禁灼之以艾則暫止維德診其左脈沉右脈浮且盛曰此滋味過厚所致也投以劑旋已林仲實以勞得熱疾熱隨日出入爲進退暄盛則增劇夜涼及雨則否如是者二年維德曰此七情內傷陽氣不升陰火漸熾故溫則進涼則退投以東垣內傷之劑其疾立止他所療治多類此常言劉張二氏多主攻李氏惟調護中氣主補蓋隨時推移不得不然故其處方不執一說常患眼科雜出方論無全書著元機啓微又校訂東垣試效方並刊行於世洪武十年卒年七十五

○滑壽

明外史本傳滑壽字伯仁先世襄城人徙儀眞後又徙餘姚幼警敏好學能詩京口王居中名醫也客儀眞壽從之學授以素問難經壽卒業乃請益曰素問詳矣獨書多錯簡愚將分藏象經度等爲十二類鈔而讀之難經又本素問靈樞其間榮衛臟腑與夫經絡腧穴辨之博矣而缺誤或多愚將本其義旨注而讀之何如居中躍然曰甚矣子之善學也速爲之壽晨夕研究叅會張仲景劉守眞李明之三家既學鍼法於東平高洞陽盡得其術嘗言人身六脈雖皆有繫屬惟督任二經則包乎腹背而有專穴諸經滿而溢者此則受之宜與十二經並論乃取內經骨空諸論及靈樞經所術經脈著十四經發揮三卷通考隧穴六百四十有七他如讀傷寒論鈔診家樞要痔瘻篇及採諸書本草爲醫韻皆有功於世故所至人爭迎致以得其一言定死生爲無憾晚自號攖寧生江南北浙東西無不知有攖寧生者年七十餘容色如童孺行步

蹻捷飲酒無算既歿天台朱某摭其治疾神效者數十事作傳故其所著述益有稱於後 按醫學入門滑壽嘗治婦人病小便澀中滿喘渴脈三部皆弦而澀醫皆以瞿麥梔苓滑利藥而祕益甚壽曰水出高源膻中之氣不化則水液不行病因於氣徒行水無益法當治上焦乃與朱雀湯倍枳梗長流水煎一服而溲再服氣平而愈 治一婦人有孕九月病滯下日五七十起後重下迫壽以消滯順氣丸藥下之愈而孕不動素問曰有故無殞也 治一婦人經水將來三五日前臍下痛如刀刺寒熱交作下如黑豆汁既而水行因而無孕兩尺沉澀欲絕餘部皆弦急壽曰此下部寒濕邪氣搏於衝任衝主血海任主胞胎爲婦人血室故經事將來邪與血爭如此宜治下焦遂以辛散苦溫理血之藥令先經期日日服之凡三次愈 治一人因心高志大所謀不遂怔忡善忘口淡舌燥多汗四肢疲軟發熱小便白濁諸醫以內傷不足進鹿茸附子公視其脈虛大而散曰此思慮過度少陰君火爲患耳夫君火以名相火以位相火代君火行事相火一擾能爲百病況少陰乎用補中益氣硃砂安神丸空心則進坎離丸月餘而愈 治一孕婦病咳痰氣逆惡寒咽膈不利不嗜食浹旬脈浮緊形體瘦壽曰此上受風寒也授以辛溫生津液開湊理散風寒而嗽自止 治一婦人暑月身冷自汗口乾煩燥欲臥泥水中脈浮而數沉之豁然虛散壽曰脈至而從按之不鼓爲陰盛格陽證得之飲食生冷坐臥風露乃與元武湯冷飲三服而愈 治一婦人病寒疝自臍下上至心皆脹滿疼痛而脅痛尤甚嘔吐不進飲食兩手沉結不調壽曰此由寒在下焦宜急攻其下無攻其上爲灸章門氣海中

滑脈往來流利替替
而動如珠相貫而
絕按之則伏緊
有餘曰滑也

脘內服元胡索官桂胡椒佐以茴木諸香茯苓青皮而愈。 又紹興府志滑壽醫能決死生一婦孕患腹痛呻吟隔垣聞其聲曰此蛇妖也砭之產數蛇得不死又一婦臨產而死視之曰此小兒手捉其心耳砭之即甦少頃兒下大指有砭跡姚人所傳如此壽與丹溪朱彥脩齊名所著有難經本義等書葉知府逢春云壽蓋劉文成基之兄易姓名爲醫文成既貴嘗來勸之仕不應留月餘乃去

殳珪 錢蕚

嘉興府志殳珪字廷肅魏塘人精於醫治疾有奇驗一婦姙及月臥不語衆醫斂手珪曰此內經所謂瘖者不藥當自愈又有男子請診曰此疾不致死然脈無生理過三日當投劑期內忽溺死人咸異之珪贅袁祥爲壻祥傳治高曠不屑爲醫珪以祕經授之曰此不可無傳也祥曰建文御極四年不脩實錄忠臣死事泯沒無傳醫經特瑣瑣耳時祥生女十餘歲遂擇錢蕚爲壻使受灸術而已薄遊南都徧尋傳采作革除私記四卷建文編年四卷以歸蕚遂精醫有聲吳越嘗手輯醫林驗海一編凡四十卷子昞與曉孫贊能世其業曉兼工詩

呂復

醫學入門呂復字元膺鄞人以母病攻岐扁術 治一女孩病嗜臥面頰赤而身不熱醫以慢驚治之兼旬不愈復診其脈右關獨滑而數他部大小等而和曰此女無病關滑爲有積食意必乳母嗜酒酒後輒乳故令女醉非風也及詰之果然遂以枳殼葛花日二三服而愈 治一

按伏脉举指全無
按之不見再々尋
之至筋着骨指
似有呼吸却去
伏也
飧泄者水穀不化
完出也
息痢。　痢之
發時止者多因
起之時失於通
致溼热之邪留
衝任之間為日
久氣血愈惱
清陽不升時々
注所謂每至
年不愈

中國醫門小史　第二章　搏。

傷寒。人靜脈伏。又無舌胎。而兩顴赤如火。語言不亂。復曰。此血爲熱搏氣無所依。必大發斑。而後脈出。及揭其襟。赤斑爛然。即用化毒湯。繼投承氣湯下之。頓愈。此症發脈於無脈。長沙未論。復祇以意消息耳。妙極。　治一婦人病喘不得臥。氣口盛人迎一倍。厥陰弦動而疾。兩尺俱短而離。復曰。得之毒藥動血。以致胎死不下。奔迫而上冲。非風寒作喘也。乃用催生湯倍芎歸煎二三盞服之。夜半果下死胎。喘止而愈。　治一人下利完穀。脈兩尺俱弦長。右關浮於左關一倍。目外眥如草滋。蓋肝風傳脾。因成飧泄。非臟寒所致。以小續命湯減麻黃加朮三五服而愈。　治一室女經閉五月。腹大如有孕。復診之。面色乍白乍赤者鬼也。非有異夢。則鬼靈所憑耳。乃以桃仁煎下五七枚而愈。　治一人偶搔膕中疥。出血如泉不止。復視時已困極。無氣可言。脈惟尺部如絲。他部皆無。乃以四逆湯如荊芥防風。其脈漸出。更服十全大補一劑遂痊。　治一人見殺人。驚風入心。疾作奔走。不避水火。或哭或歌。脈上部皆弦滑。左部溼於右。復曰。乃痰溢膻中。灌於心包。因驚而風纏五臟耳。即爲藥吐痰一斗許。徐以驚氣丸服之而愈。　治一人嗜酒善食。忽溲如脂。脈兩手三部皆洪數。而左手尤躁。復曰。此三陽病。由一水不勝五火。乃移熱於小腸。不癃則淋。乃以琥珀滑石石膏黃蘗清之。繼以龍膽辰砂末拌柿蘸食方寸匕即愈。　治一人因驚恐飧泄彌年。衆皆謂休息痢。治以苦堅辛燥弗效。復診其脈雙弦而浮。非飲食勞倦所致。乃驚風也。肝主風。故慮風日甚。因肝而成泄。當平肝太過。扶土不及。其泄自止。乃用黃牸牛肝和以攻風健脾之劑服之。逾月而愈。　治一婦癃病小腹痛。衆以爲瘕聚。復循其少

□氣丸方　治癲證□方
附子　木香　殭蠶
蟬蛻　南星　橘紅
天麻　麻黃　乾薑
全蝎　硃砂
共研爲末加冰
片麝香各少
許同研極細
煉蜜爲丸如
龍眼大硃砂
爲衣
抱胆丸方
水銀　硃砂
黑鉛　乳□

陰脈如刀刃之切手脆門芤而數知其陰中痛癰結小腸膿已成腫迫於玉泉當不得前後溲溲則痛甚遂用國老膏加將軍血竭琥珀之類攻之膿自小便出而愈　治一客患三陽合病脈皆弦長以方涉海爲風濤所驚遂吐血一升許且脅痛煩渴譫語適是年歲運左尺當不應諸醫以爲腎絕復曰此天和脈無憂也遂投小柴胡減參加生地半劑後俟其胃實以承氣湯下之得利而愈　治一人傷寒踰月旣下而熱不已脅及小腹偏左腫滿肌肉色不變俚醫以爲風經四旬其毒循宗筋入睪丸赤腫若匏子瘍醫刺潰之而脇腹腫痛如故復診尺中皆數滑而芤曰脈數不時則生惡瘡關內逢芤則內癰作其脇之腫乃癰作腫經曰癰疽不得達時亟下之愼勿晚乃與雲母膏作丸衣以乳香而用硝黃煎湯送下之下膿五升明日下餘膿而愈　按古今醫統呂復博學精醫有異見凡有奇病輒以奇方治之無不愈時一人兩目視物皆倒植求療於復詢其由大醉後得大吐須臾而目視則倒復診其脈左關浮促知其飲酒大吐上焦反覆以致膽腑顚倒視物則然法當吐以正其氣遂用藜蘆瓜蒂散以涌之後則復吐而愈　又甯波府志浙省平章左答納失里在帥府病無寐心悸神懾如處孤壘而四面受敵雖堅臥密室睫未嘗交也召復診曰左關之脈浮而虛察其色少陽之支外溢於目膽虛而風乘以入故無寐因投禁方烏梅湯抱膽丸日再服遂熟睡比寤病如脫其神效類如此

嚴景

上元縣志嚴景字克企其先姑蘇人祖道通以醫業起家徙居金陵景幼好學通易尤精於家

學永樂中詔太醫院選名醫子弟讀書備用命趙友同吳敏德教之景方弱冠在選中益探閫奧其師趙友吳敏德嘗曰是子不羣他日必以醫名後果名噪都下求治療者無虛日子弟來從學者無間遠近景氣岸甚製上所用藥必與焉上欲驗其精良凡藩府舊臣病疾必遣診視時太子少師姚廣孝病頭風他醫莫療飲景藥輒愈或問之曰病得之當風而坐濤其頭目可也陳都督病傷寒表未解法當汗景汗之愈王郎中弟亦患傷寒脈沉而實景曰法當下他醫汗之而死張主事之子得癇病治之莫愈景切其脈沉手足冷曰陰癇也作湯投之愈劉僉憲自湘湖來有疾景診之私於其兄病在死法中不出月矣治療莫愈果如其言嘗從太監朱興尙寶朱珍分領銅符司城啓閉間從上出入軍中克著功績事定欲官之辭以母老乞終養歸

韓彝

蘇州府志韓彝凝次子少失母育於兄奕爲後因名詒孫字子翼洪武間爲府醫學正科從兄奭字公茂少稟學於奕永樂初爲燕府良醫正從成祖靖難擢院判上問其有弟否答以弟詒孫嘗師事臣召授御醫改今名字公達賜第致和衙尋陞院判奭肩隨彝上命並行超陞奭爲院使駕扈北巡九年歸京卒三品欽葬而陰陽家相穴乃瘞水中遠託夢於上謝曰臣雖荷賜榮終骨肉今魚而灌潤之害莫可任上即命官徙葬上患腹痛彝奏曰聖體所患須用雷丸大黃木香等劑服之下蟲六十二條蓋彝知上嗜水芹善生蟲積久成此病愈賜裘馬復賜第大明門內上欲隆賞彝奏奭子傳南儋衛軍上命右府除戍又授傳官御醫奕卒彝陳情得假歸

葬仍給葬費十一年彝隨駕北巡歸病不能朝上命中貴視疾遣人龜卜既沒悼歎賜葬祭視三品奕子有字伯承從子襄字克纘有子充字克美皆守世業

許景芳 許敬

嘉興府志許敬字孟寅世爲感化鄉人祖文達父景芳皆以醫鳴江南治齒痛者許爲之最永樂間景芳以院使戴原禮薦召至京受知仁宗錫賚洊加改梁府良醫正引年還鄉卒子敬世其業有聲宣德間院使蔣主善薦入內院英宗患喉風更數醫弗效敬進絳雪噙之遂愈上喜甚賜以羊酒拜太醫院御醫賜勑獎喻年七十致仕有經驗三卷藏於家

蔣武生

儀眞縣志蔣武生字用文少讀書過目成誦六歲有贈里師萬年松者賦詩曰使者來西嶽採松云萬年佳名雖自好何不長參天師驚喜曰是兒已見不凡隨父任公暇必質所業聞說無疑問父奇之曰吾有嗣矣父歿乃習醫會同黜異得其要而綜之決死生定緩急治效無一弗中當路薦太醫院時戴原禮爲院使擅其業人靡有當意者及見用文喜曰君儒而爲醫吾道昌矣遂言於上授御醫太宗御極用文屢承眷顧會車駕北巡仁宗以東宮監國用文侍上前隨事獻規上嘗問保和之要用文對曰在養正氣正氣完則邪氣無自而入又問御醫效率緩何也用文對曰善治者必固本急之恐傷其原上皆稱善永樂間遷承直郎太醫院判丙申考績最陞承德郎上嘗命工部爲營第室用文叩頭謝曰臣荷恩遇莫能報又敢糜公費不益愧

悚乎再辭乃止甲辰謝病上疏乞歸詞意懇切末有清心寡慾愼加調保以綿聖治以慰萬方等語上覽疏驚嘆明日遣中貴賫勑慰諭用文力疾讀之顧謂其子敬忠曰荷國洪休萬弗酬一歸語諸兄弟宜竭忠孝以繼吾志遂終年七十有四仁宗即位遣中官陳義乘傳護喪歸建祠墓用文生平嗜學顏私室曰靜學有詩治效方論行世洪熙元年官其子主善爲院判亦能共職篤學好古取商書克一語名齋中丞吳訥記之　按上元縣志將用文其先姚人洪武初徙句容遂入都城精於醫永樂中爲太醫院判日侍文華殿其醫主李明之朱彥修不執古方而究病所本自爲方故所治恆十全王公大人下逮氓隸有疾衆所難愈者謁用文治即愈謂不可愈無復愈者

虞搏

金華府志虞搏字天民義烏人幼習舉子業博覽羣書能詩章因母病攻醫醫道大行求療者不責報尤精於脈理數年前診之生死無不驗韓方伯聞其名來聘馳驛往見雅敬重焉治病之餘扣問醫道搏以節嗜慾戒性氣愼言語謹服食乃攝養之要益加禮敬義烏以醫名者代不乏人丹溪之後惟搏爲最所著有醫學正傳方脈發蒙百字吟半齋稿行於世

周漢卿

宋濂集予聞松陽周君漢卿以醫名者久矣一日予壻鄭叔韡復來靑蘿山中述其詳曰周君之醫精甚他固不能知姑即士君子所常道者言之　括蒼將仲良左目爲馬所踢其睛突出

懸如桃羣工相顧曰是系絡既損法當瞽周君笑而不答以神膏封之越三日目如初　華川
陳明遠患瞽者十年百藥屢嘗而不見效自分爲殘人周君視之曰是瞖雖在內尚可治用鍼
從背入睛背掩其瞖下之目欻然辨五色　陳以爲神武城男子病胃痛當痛不可忍嚼齒刺
刺作聲或奮擲乞死弗之得他醫用大攻湯治皆不愈周君以藥納鼻竅中俄大吐吐出赤蟲
尺餘口眼咸具痛即止　東白馬氏婦有孕歷十四月不產形瘠危且黑周君脈之曰非孕也
乃爲妖氣所乘耳以藥下之一物如金魚疾旋已　永康應童嬰腹疾恒痀瘻行久不伸周公
解裳視之氣衝起腹間者二其大如臂周公刺其一魄然鳴又刺其一亦如之稍按摩之氣盡
解平趨無瘻行　長山徐嫗遘驚疾初發手足顫掉褫去裳衣裸而奔或歌或哭牽拽如舞水
偶粗工見之吐舌走以爲鬼魅所惑周君獨刺其十指端出血已而安　虎林黃氏女生瘰癧
環頸及腋凡十九竅竅破白瀋出右手拘攣不可動體火熱家人咸憂趣匠制棺衾周君爲剔
竅母深二寸其餘以火次第烙數日成痂痂脫如恒人　於越楊翁項有疣其鉅類瓜因醉仆
階下疣潰血源源流凡疣破血出弗休必殺人他醫辭不進周君劑糝其穴血即止　義烏陳
氏子腹有由隱起捫之如罌或以爲奔豚或以爲癥瘕周君曰派洪且芤癰發於腸也即用燔
鍼如筴者刺入三寸餘膿隨鍼射出其流有聲愈　諸暨黃生背彎曲杖而行人以風治之周
君曰非風也血澀不通也爲刺兩足崑崙穴頃之投杖而去　其醫之甚精如此

王履

明史外傳王履字安道崑山人學醫於金華朱彥脩盡得其術嘗謂張仲景傷寒論爲諸家祖後人不能出其範圍且素問云傷寒爲病熱言常而不言變至仲景始分寒熱立論然義猶未盡乃備常與變作傷寒立法考又謂陽明篇無目痛少陰篇言胸背滿不言痛太陰篇無嗌乾厥陰篇無囊縮必有脫簡乃取三百九十法去其重複者得二百三十八條復增益之仍爲三百九十七法極論內外傷經旨異同併中風中暑辨名曰溯洄集凡二十一篇又著百病鈎元二十卷醫韻統一百卷學者宗之履工詩文兼善繪事嘗遊華山絕頂作圖四十幅記四篇詩一百五十首時所稱葛乾孫呂復周漢卿輩及履皆元末人至明初始卒

俞用古

浙江通志俞用古新昌人有病人危篤延用古治一人無病欲試其術亦入帳中俟病者診畢而後求診用古曰初診者可治次診者必死主人大笑之已而果然王氏數口忽啞用古問其所嗜曰雉用古曰我知之矣以薑汁飲之立愈蓋雉多啄半夏其毒在內故也一女子欠伸兩手直不能下用古曰須灸丹田因灼艾詐解其裙帶女子驚護之兩手遂下

戴思恭

明外史本傳戴思恭字原禮浦江人授學於義烏朱震亨先生一見思恭愛其才敏盡以醫術傳之思恭遂以醫鳴洪武時徵爲御醫有所療治立效太祖愛重之燕王患瘕韓奭治不效太祖遣思恭往治問所用藥良是思恭念何以不效乃問王何嗜曰嗜莊芹思恭曰得之矣投一

劑夜暴下視之乃細蝗也晉王末疾思恭療之愈已再發即卒太祖怒逮治王府諸醫思恭從容進曰臣嘗奉命視王疾啓王曰疾今即愈但毒在膏肓即復作不可療也今果然矣諸醫由是免死一妃嗜燒酒致腹痛治之而瘥思恭曰十年必復發發則難救後果驗思恭時已老風雨輒免朝太祖得疾少間出御右順門召諸醫侍疾無狀者悉付獄獨慰思恭曰汝仁義人也事無預女毋恐已而駕崩太孫嗣位罪諸醫獨擢思恭太醫院使遼簡王聞太祖語大書仁義二字賜之肅莊王慶靖王咸爲贊詠以賜永樂初以年老乞骸骨奏四上乃許夏遣使者徵入免其拜特召乃進見其冬復告歸遣官護送賚金帛踰月而卒年八十三歲遣行人致祭所著有證治要訣證治類元類證用藥總若十卷皆隱括丹溪之書爲之又訂正丹溪金匱鉤元三卷間附以已意人謂無愧其師云　按宋濂集樂原忠妻亦蘇人因免乳後病驚身翩翩然如升浮雲之上舉目則室廬旋運持身弗定他醫欲以補虛治驚皆不效原禮曰左脈雖芤且濇神色不動是因驚致心包絡積汚血耳法宜下之下積血如漆者一斗即愈　留守衛吏陸仲容之內子病熱忘見神鬼手足瞤動他醫用黃連清心湯不中原禮視之曰形瘦而色不澤乃虛熱耳法當以李杲甘溫除大熱之法爲治即經所謂損者溫之者也服參耆而安　原禮從叔仲章六月患大熱面赤口譫語身發紅斑他醫投以大承氣湯而熱愈熾原禮脈之曰左右手皆浮虛無力非眞熱也張子和云當解表而勿攻裏此證似之法當汗遂與附子乾薑人參白朮爲劑烹液冷飲之大汗而愈　諸暨方氏子婦瘧後多汗呼媵人易衣不至怒形於色遂

昏厥若死狀灌以蘇合香丸而甦自後聞人步之重雞犬之聲輒厥逆如初原禮曰脈虛甚重取則散是謂汗多亡陽正合經意以黃耆人參日補之其驚漸減浹旬而安　松江朱仲文長夏畏寒身常挾重纊食飲必熱如火方下咽微溫則嘔他醫授以胡椒煮伏雌之法日啖雞者三病愈亟原禮曰脈數而大且不弱劉守眞云火極似水此之謂矣椒發陰經之火雞能助痰祇以益其病爾以大承氣湯下之晝夜行二十餘頓減纊之半復以黃連導痰湯益竹瀝飲之竟瘳　姑蘇朱子明之婦病長號數十聲暫止復如前人以爲厲所憑莫能療原禮曰此鬱病也痰閉於上火鬱於下故長號則氣少舒經云火理可已此也不兩劑而安　其用心也篤故治疾往往多奇驗有如此

王仲光

蘇談今吳中醫術稱天下蓋有自矣初金華戴原禮學於朱彥脩既盡其術來吳爲木客吳人以病謁者每製一方率銀五兩王仲光爲儒未知醫也慕而謁焉因咨學醫之道原禮曰熟讀素問耳仲光歸而習之三年原禮復來見仲光談論大駭以爲不如恐壞其技於是登堂拜母以定交時仲光雖得紙上語未能用藥原禮有彥修醫案十卷祕不肯授仲光仲光私窺之知其藏處俟其出也徑取之歸原禮還而失醫案悔甚嘆曰惜哉吾不能終爲此惠也於是仲光之醫名吳下吳下之醫由是盛矣

祝仲寧

醫學入門祝仲寧永樂時人治小兒八歲哮喘不得臥聲如拽鋸用瀉火清氣之劑而愈或曰小兒無火公曰人有老稚諸氣賁鬱肺火之發則同治墜馬不醒人事他醫用理傷續斷之藥不效公因以降火消痰立愈治周身百節痛及胸腹脹滿目閉支厥爪甲青黑醫以傷寒治之七日昏沉弗效公曰此得怒氣與痰相搏與四逆散加黃芩黃連瀉三焦火而愈

萬全

湖廣通志萬全字密齋羅田諸生隱於醫所著書甚多而於痘疹尤精一日在鄉先生家有兩新婦進欲避全鄉先生曰萬先生老無妨也兩婦年俱二十餘全曰此皆未痘痘將作矣一可救一不可救越一月兩婦布痘果如其言遊郡城有布痘者死已半日矣全過其門視之曰可活置污泥中三日痘復發進數七而蘇有豪家少年聞其名不爲心服一日佯爲大病重幃密室呼全診脈全診之曰越十五日當死不可救何須藥少年叱之曰我何病聊試汝耳全曰診視如此不知病也果至十四日病死

黃㻞

儀眞縣志黃㻞字楚祥少孤母教之業儒刻苦問學既而曰醫仁術也苟精之亦足以濟人豈必官可行志乎於是從事素難諸家遂精其業有名淮揚間正統初徵爲太醫景泰間選入朝日侍禁近院使董宿薦於上召見便殿上問㻞邑里年數及所業藥性寒溫諸類㻞敷奏詳明數荷寵遇焉自是掖庭有疾輒召㻞治輒效數賜白金文綺英宗復辟益承眷顧遷御醫尋奉

詔採藥勑階修職郎益感激務以保和聖躬爲已任上益嘉之賚以珍膳金帛是時招集名醫闕下咸命統之成化中遷南京院判至則興滯警貪僚屬敬憚三載抗疏乞引年詔可既歸日與士友昆季爲眞率會事母撫弟篤恩誼賙族睦鄰鄉人善之後以子用貴贈奉訓大夫南京兵部職方員外郎卒年七十九後孫應夏紹其業亦以醫名世

陳光遠

蘇州府志陳光遠不知何許人成化中僑居安亭望仙墩醫術神異所善客子死痘攜槥將之野道遇光遠視之曰而子不死吾當活之取沙遍壅其體命衆羅擊鉦鐃之屬觀者如堵以爲誕也有頃兒忽動旋活矣客問所以曰兒所苦水痘無力自達得土氣乃疏金爲水母鳴則應而出矣御史行部而病召視長揖不拜且索坐既診脈曰大人無疾往時病中服補中湯二十劑灸膻中二十壯乃瘥皆中半而止所以復發滿之自愈御史驚以爲神改容禮之他日就訪其廬茅舍三楹不蔽風雨欲爲繕修固辭不受鹿城富人某父病且死延致之方爲療治聞鼓吹聲問知納妾語其子吾意不在金帛脫幸活君父願以新姬相贈子唯唯夕即出令侍寢光遠笑舉所佩金牌示之有不近女色四字文且漫滅不知年所曰吾以試子父與妾孰重子無恡情可謂孝矣卒活之所至有奇效遺以金輒不受後去不知所終

姚暘　姚豪

松江府志姚暘字啓明華亭人父潤祖元醫學教授好古博雅著稱吳越暘少孤事母孝世其

家學洪武中以人材試行人宣德間除莆田知縣有聲未幾辭歸號柳隱孫蒙字以正沉靜博學善醫尤精太素脈定人休咎若合符契巡撫鄒來學常使視脈蒙既叙病源因曰公根器別有一竅出汚水來學大驚曰此隱疾何由知蒙曰以脈得之左關滑而緩肝第四葉有漏洞下相通既久來學改容謝請藥弗予屈指計曰但還留臺五日可到來學解其意即治行果抵會同館而卒蒙屢徵不起臨終作謝世辭警悟超脫蓋有所見云

錢瑛

蘇州府志錢瑛字良玉宗道子世傳顱顖醫宣德中入太醫院甯陽侯孫生九月驚悸數啼而汗百方莫效瑛後至命坐兒於地使掬水爲戲驚啼頓止人問之曰時當季春兒豐衣帷處不離懷抱熱鬱難泄使近水則火邪殺得土則臟氣平不藥自愈子愷悌愷皆世其業

王倘

杭州府志王倘休甯人居儀鳳塲口少習外科事母以孝聞母病往浦江求醫風雨寒甚遇虎徘徊號泣忽遇異人曰我能爲子醫延至家備極恭敬異人曰子能孝母又天眞不鑿可以傳道因過山中指道旁一草示之曰以此治人傷可死中回生如言治之凡跌壓折傷者即氣絕三日以箸啓齒灌藥無不立生或腦裂額破則摶腦敷藥越百日無所損間有腹剖腸出則浣腸納腹中用桑皮綫縫合迄無恙造門乞藥者啐以先後爲序不問貧富人咸感悅居恒患瘍疾邑中稱爲王瘍

盛寅

明外史本傳盛寅字啓東吳江人受業於郡人王賓初金華戴原禮客吳下賓與之遊冀得其醫術原禮笑曰吾固無所吝君獨不能少屈乎賓謝曰吾老矣不能復居弟子列他日伺原禮出竊發其書以去醫遂有名將死無子以授寅寅既得原禮學復討究內經以下諸方書醫道大行永樂初爲醫學正科坐累逮入南京至則駕已北幸輸作天壽山列侯監工者見而奇之令主書算先是有中使督花鳥於江南主寅舍病脹寅愈之適遇諸途驚曰盛先生固無恙耶予所事太監正苦脹曷與我視之既視投以藥即愈適成祖西苑較射太監往視成祖遙望見愕然曰謂汝死矣安得生太監具以告因盛稱寅即召入便殿令診脈寅奏上脉有風濕病帝大然之曰吾逐寇出塞動至經年爲風寒所侵吾謂是濕而諸醫不知幾誤我進藥果效遂授御醫一日雪霽召見帝語白溝河戰勝狀氣色甚厲寅曰是殆有天命耳帝不懌起而視雪寅復賡唐人詩長安有貧者宜瑞不宜多句聞者咋舌他日與同官對奕御藥房帝猝至兩人斂枰伏地謝死罪帝命終之且坐以觀寅三勝帝喜命賦詩立就帝益喜賜象牙棋枰并詞一闋帝晚年猶欲出塞寅以帝春秋高勸毋行果有榆木川之變仁宗在東宮時妃張氏經期不至者十月衆醫以妊身賀寅獨謂不然出言病狀妃遥聞之曰醫之言甚當有此人奈何不令早視我及疏方乃破血劑東宮怒不用數日脹益甚命寅再視疏方如前妃令進藥而東宮慮墜胎械寅以待已而血大下病旋愈當寅之被繫也闔門惶怖曰是殆磔死或曰且籍沒既三日

紅仗前呼還邸舍賞賜殊腆寅與袁忠徹素爲東宮所惡既愈妃疾度怒稍解然意猶甚懼忠徹曉相術知仁宗壽不永密言於寅寅猶畏禍及仁宗嗣位求出爲南京太醫院宣宗立召還以正統六年卒初寅晨直御藥房忽昏眩欲死募人療寅莫能應一草澤醫人應之一服而愈問狀其人曰寅空心入藥房卒中藥毒能和解諸藥者甘草也帝問寅果空腹入乃厚賜草澤醫人而遣之

蔣宗武

武進縣志蔣宗武字季文曾祖達善以醫名吳越間所著有醫鏡三十卷宗武益精其業明天順間以明醫徵入供奉授太醫院御醫陞院判院使進通政使左通政官至禮部左侍郎宗武所治能取捷效周太后不豫宗武投藥一劑輒愈初上在乾清宮病目亦以宗武藥愈至是召至便殿將驟遷以酬之宗武固辭乃命兵部免其戍籍籍太醫院一日進藥上問以保身養氣之道宗武對曰保身莫若寡欲養氣莫若省心上嘉納之宗武謹厚寡言數荷優異絕無矜色出入禁掖數十年人問以宮中事不答也既歸雖襏襫襤褸之夫以病叩無不爲盡心者後子孫業儒孫亨自有傳

徐彪

松江府志徐彪字文蔚太醫院使樞子也正統十年以能醫薦入太醫院時代王久病瘇又昌平侯楊洪在邊疾篤受詔往視皆不旬日而瘳遂留御藥房十三年擢御醫景泰二年遷院判

常侍禁中每以醫諫景帝問藥性遲速對曰藥性猶人性也善者千里而不足惡者一日而有餘問攝生以固元氣對附事納忠類此六年預修中秘書錄子燈爲國子生彪質直洞達善談議少從父入秦其邸舍元許衡遺址也秦王以魯庵題之秦中稱爲魯庵及歸老以詩畫適情自號希古所著本草證治辨明論咳嗽條傷寒纂例各一卷

何欽

懷遠縣志何欽字大敬先世濮人元季遷居懷遠世業醫遂其術凡經診視生死不爽學者請究其術欽曰李明之朱彥修皆通經學古士也汝必欲究其術盍先讀易以察時變讀禹貢以識九州山川風土博極方書歸約於內經庶可與汝言耳聞者知其術之有自也王文莊公鴻儒使鳳陽采輯憲宗實錄疾作更數醫不愈聞欽名延之試脈知其病源遂一劑而愈文莊喜甚因爲文紀之欽從孫推官森載之家乘

徐述 徐迪

武進縣志徐述毗陵人毗陵舊以醫著姓者稱徐蔣湯丁云徐之先世居毗陵元兵屠城獲脫復被擄至燕久之得常州織染局官以歸生二子長曰養浩博通儒書始業醫爲無錫州學教授子仲清繼其業尤精爲湖州路儒學教授子矩用薦兩任襄縣黃縣教諭生三子長曰述字孟魯次曰迪字孟恂又次曰選字孟倫述善診迪善意述診決人生死旦夕歲月若神迪所治不盡責效於湯液醪醴率以意爲之述常過市市人躍而踰櫃請診迪曰子腸已斷法當死市

人曰吾方食飽而出本無疾也烏得死至暮果死其他病甚且瞑述許其生血肉華色動履如常述謂其死而驗者尤衆　一女子傷於怒內向臥不得轉迪診之因索花作婦人粧且歌且笑患者聞之不覺回頭大笑而愈　一孕婦仰而探物遂不能俯迪令之衣以裙數十層披之衆中以漸而解每解一裙輒擲之婦前解至中腧其婦不覺用手力護因得俯　一人病俯而不能仰迪令之坐因以大鈹針徐擬之其人漸避漸仰其用意皆此類　至其用鍼尤多神效俗呼曰徐神仙然三人者皆負意氣好施與博物洽聞于諸家多所究心述尤工天文選更以孝友稱歲凡除從宜興載米百斛還未至家遍索故人與之家人方潔饔待炊弗恤也吳人周克恭者嘗有所託於選家人弗知也克恭沒選急走其家悉還之道遇一貧人寒甚急解襦與之述嘗夜讀岳武穆傳怒甚持梃起無所洩忿碎其盎於爨下鄰人驚問之曰吾方切齒於檜賊也洪武中述迪皆以他醫累當遠戍選贅得免迪將奉母行選不忍也遂同行艱苦備嘗者廿年不以爲勞正統初述語族子曰天象如此不越三年萬乘其蒙塵乎既而曰其在己巳也是年果有土木之變景皇帝嘗召見述欲官之不果厚賜金帛以歸述著有難經補注

武嶽

介休縣志武嶽字大器景泰時人籍石澗里性聰敏母久病時無能療者嘆曰爲人子不知醫不孝也乃之縣南抱腹巖研究內難諸書三年人謗爲讀妖書縣繫鞫之知爲母攻醫乃釋久之以脈訣未眞遠遊叅證得異人傳授治病按脈决生死若神有欲試嶽術者版築崇墉上望

嶽過羅下索診嶽曰汝速歸死在目下人以爲戲其人赴家果即死蓋飽食致腸斷也名遂大著每治危疑難辨諸證不循常法沉疴立起人以是益奇之嶽既精於醫益知醫學之難作論遺子孫非甚明理有救人之心者戒勿輕學

胡俊

滁州志胡俊字士英號兩庵舒城人明正統末寓椒行岐黄術多奇驗一日過白泟橋見一婦伏男子屍哭甚哀將入殮兩庵入視之曰莫哭緩須臾不殮服吾藥可不死即解囊取藥少許度屍口中頃之輒伸欠良久竟甦由是椒人以爲神稱名醫而爾南冏臺及六曹長皆來聘甫陽進士鄭克昭述其行爲最詳年七十有八因家於椒爲巨族文學胡庭桂其裔也今諸子孫亦表表有文聲

武鳴岡

介休縣志武鳴岡嶽孫趙郡伯召視婦疾帷數婦試之至後一人曰餘都無病惟此一人始受胎耳其夫未知也曰以藥驗之必動然須小損更一劑療之亦不至後患已而果然郡人何三泉亦業醫患怔忡頭暈四肢無力久不愈鳴岡診曰汝躬炮炙坐臥藥室中乎臟腑弱毒氣所侵也飲甘草湯數盌而止著效甚多不具述其父武惟真亦能醫療疾不計利鳴岡實家傳也

陸麟 陸朝 嚴濱

嘉興府志陸朝嘉之世醫也其先有名麟者景泰間衛軍征沙寇以醫術療從行將士有功授

醫官子孫遂世善其業朝尤深於內經本草切脈洞見病源決死生一一不爽治傷寒更隨手而瘥然朝治病不欲人遲於見功每至女子及癆瘵不即起者輒推引嚴漢漢用藥以和緩取效不效不峻爲攻補名亞於朝稱良醫者必曰陸紹泉嚴陵坡蓋兩人別號也

陳憲 弟寵

蘇州府志陳憲字文中公賢子治痘多效有徐氏子患痘脾泄衆謂不治憲曰非附子不療投一劑少間再投而愈人云錢主用寒而陳用熱弟寵字希承宏治間召入禁典藥上喜其恭謹用藥神效簡二奇方識御寶以賜之歷遷院使加秩至右通政

任榮

山西通志任榮雲中世醫有陰德活人甚多宏治間年六十無疾而終後一年鄉人陳守至河南于陳州市見之其曾孫服遠幼紹祖父業庚辰歲瘟疫大行得疾者親友不相訪問染之即不起服遠軫念之夢祖謂曰何不取松貴岡普濟消毒飲服之醒覺即檢閱果得是方依方投劑身親診視痊活人數千人咸以神醫誦之遠近禮迎子孫濟濟皆列庠序其世德之驗云

趙銓

廬陵縣志趙銓字仲衡與羅文莊善贈以古風稱爲石亭子是也高唐里人精岐黃家言雖爲制舉業不廢以諸生入監貢仕靈壽霍山兩邑夏貴溪大拜入京取道吳城夜泊更闌人靜忽擁騶傳呼聲出空中雜以絲竹金革滿驛交喧俱以爲宰相天人當有異乃月下隱隱有宣言

藥王爺爺到聞於貴溪使人詢藥王何人曰姓趙者已而寂然乃銓舟至貴溪有心物色之問來舟爲誰曰秀才姓趙者相國即月下索趙生見倒屣與語大加賞異即攜與入京會世廟不預大醫束手貴溪及大臣公卿咸舉銓入診視不終劑而龍體大安上既龍性加不豫益稍不受嬰拂太醫待詔者入未診視而得罪杖殺者再三銓入見龍袍垂地跪不得前上曰可前銓曰龍袍在地上上乃喜笑曰會講話便知醫乃手舉起龍袍以前乃知前待詔對以龍袍在地下是以觸上忌耳銓既稱旨朝廷官之而就令爲銓意不欲久仕解組歸惟著書修眞而已有乞醫者即赴之不責人金帛而施藥不怠銓診太素有神淸江蕭公湏山病篤銓往適病者假寐銓先診其長子診畢取酒相歡曰子脈無憂何妨乎父壽授一劑而愈方出都門時見一死者已含斂方入棺銓下馬啓其衣衾令取沸水下刀圭灌之死者立甦或以問銓銓曰吾過其旁知其無死氣若有死氣十丈內可決忍妄啓其衣衾耶其神類若此銓臨終無病腹中閣閣作聲笑曰龍吟虎嘯風雲慶會吾當赴之有頃異香滿室見頂上一道光采冉冉而上而銓坐逝矣經日如生舉棺時舁者覺輕虛若無七尺身者或傳以爲尸解云銓所著有春風堂集石亭醫案岐黃奥旨諸家醫斷太素脈訣體仁彙編

鄭元厚

江寧縣志鄭元厚字載之父宗化以明經教諭滁陽延集多士置講席四時不輟有鄭夫子之號性至孝居異母喪終制未嘗見齒都人士稱述之元厚有父風曾遇異人授以道術由是精

于導引內視之學病者求其搬運撫摩法簡功倍醫藥可省立愈人益神之其言人身臟腑關會之處皆可指而數也審察病源舉其竅要施功膚骼之間透切膏肓之隱其秘多不傳惟僧常然得其要領云

盧復 盧之頤

浙江通志盧復習岐黃兼通大乘剖疑晰理解悟不滯子之頤資性開明而學有根柢陰紐陽絡證辨入微善療奇疾凡尸蹶迴風投劑無不中然負氣凌物議論踔厲毀譽殆半焉所著仲景論本草乘雅半偈金匱要略論疏諸書行于世

孫卓三

饒州府志孫卓三浮梁北鄉人精岐黃正德間故藩覔醫于縣王嚴里人欲傾卓三舉以應迫而行藥輒應手得大效獲寵受厚糈聲名大起其思理多在意表邑令以宸濠之變先輿送其夫人避山中病前祕五日腹膨如鼓仰面張目息已微急召卓三卓三曰此盛暑急驟飲水過羞溺而胞轉也法以猪尿胞吹氣貫滿令女婢投入衛之而溺淋淋下遂起新安富室有度男子淋溺不止者漸痿黃諸醫束手卓三醫之亦弗效偶隱几坐以手戲弄水灌後孔塞則前竅止開則通爲腦後一穴灸火三壯立愈

沈惠 王節之

松江府志沈惠字民濟華亭人幼得異傳爲小兒醫能起死者嘗從浦南歸聞岸上哭聲甚悲

問知某氏僅一子自塾中歸暴絕惠走視其胷次尚溫作湯劑灌之遂甦有富家子患痘危劇已治木矣藥之而愈取其棺以施貧兒惠以小兒醫多祕其書不傳乃覃思博考著書九種行世詳見藝文志學者以爲津梁有老媪善治疳惠拜受其方媪亡爲治後事惠爲人謹厚謙下無貴賤貧富必盡其心力立身有繩檢郡守子疾惠入視夫人從屏後告以病由惠若不聞守訝之對曰夫人自向明府言耳其以禮自處如此晚自號虛明山人徐文貞階有詩贈之臨終賦詩而逝同時有王節之與惠並稱兩人相得甚歡遇有疑疾必相質正節之子一鳳一鵬皆名醫

王一鵬

松江府志王一鵬字啓雲性拓落不羈多與酒人遊父節之督過之沈虛明獨曰我視此子目力不羣當悉授我術宋侍御定宇孫少慧一鵬謂宋所親曰此子來歲三月當發疹若將發時有傾跌必且無幸明春果疹前三日失足仆亟延⺀鵬至不投劑而去楊孝廉回山子甫朞暑月且暮啼不輟聲一鵬曰能授我百金則生楊唯唯乃于堂中以灰畫地置兒寢其中飛乳媪勿得近少間兒就寢覺以香薷飲少許下之一服而痊或問之曰此中暑氣乳媪體肥兒愈哭抱愈不釋輒哭輒不乳臥之冷塊暑氣自消晝以灰者愚彼不得迫視耳青浦諸氏素封止一子一鵬至撫弄輙云公家艱嗣願再誕⺀二乃佳又指其兩婢曰痘將發矣皆不治二婢果死兒亦尋夭衆稱爲神人云雲間以小兒醫獨誇江南者蓋自一鵬始

楊炳

平陽府志楊炳字文彪蒲州治城人精于醫決人生死不爽常以事赴安邑途中向逆旅主人求宿旁有一少年識之謂人曰此所謂神醫楊某也吾姑試之時少年方中食即從窗中躍入僵臥牀上呻吟求炳救炳診視大驚曰郎君殆將不起左右皆竊笑之是夕少年果死或問其故曰腸已裂不復可治也其奇中多如此又其妻嘗有娠炳診畢喜曰吾活人多矣是子必以科名顯後子世增登辛丑進士曆官御史其後世率多習醫者故州人稱爲藥丸楊氏炳又曾治某藩既愈賜金一笏亦稱楊一笏焉崇禎間侍郎李爲立祠州城東門

張謨

鉛山縣志張謨字廷策汭川人號慮齋通醫活人爲人端愼涉書史沖淡自如不求仕進凡冠婚喪祭一循古禮鄉國重之所著有東園集張東白贊云翛翛乎此身之外無一物焉可累蕩蕩乎此身之中無一塵焉可容野雲流水等蹤跡於太虛涼飈皓月豐受用於無窮此翁此翁林下罕逢此翁此翁眼中罕同羅一峯詩云鉛山張處士勞爾問東家秋月開明鏡春風載小車平章回草木契合動煙霞歸去依韓斗清光浸皓華費健齋詩曰蝸角功名未息爭丈夫何事力逃名白沙日與羣鷗坐淸露時聞獨鶴鳴元亮酒深邀客醉堯夫句好共誰賡五更風雨長安道却羡山中宰相榮觀此可想見其爲人矣

曹察齋

如皐縣志曹察齋精岐黃之術一日行途中聞有婦臨蓐者作楚特甚曹拾地上敗葉命煎湯服之即下人叩其故曹曰醫者意也我取其敗葉初落耳衆服其神

張鶴溪

松江府志張鶴溪忘其名嘉靖中以醫名善療奇疾御史包節母年六十七暴中氣絕積日不蘇羣醫畢集皆曰風中臟腑不可治鶴溪獨曰此氣虛挾痰可下人參劑七日當甦甦能言鬼神事衆皆笑之既而和劑以進如期乃寤道鬼神事甚詳衆醫始口噤走

龐鹿門

湖廣通志龐鹿門幼從李平湖作本草綱目視神農多三千品視唐本草多一千五百品視陳希彝著多五百品凡蟲魚鳥獸草木天地內外無所不包又復考核詳究盡生生變變之妙鹿門得平湖之學不肯輕出以試人至老乃出有客寓者耳聾數十日以補藥投之不效就鹿門理脈曰此胃家火也客曰耳屬腎與胃何涉鹿門曰公未知素問靈樞耳胃經絡起某處過於耳旁或於食時則聾更甚一刀匕而愈州守夫人病瘧診之曰此瘧勿藥有喜但過十日當下血夫人不悅遂不請其方越十日而夫人血下邀鹿門亦一匕而愈好說素問靈樞醫家罕有知者

楊守吉

江甯府志南都正嘉間醫多名家乃各專一門無相奪者如楊守吉之爲傷寒醫李氏姚氏之

爲産醫周氏之爲婦人醫曾氏之爲雜證醫白騾李氏刁氏范氏之爲瘍醫孟氏之爲小兒醫樊氏之爲接骨醫鍾氏之爲口齒醫袁氏之爲眼醫自名其家其人多篤實純謹有君子之行而守吉醫尤著有謝五老者夫婦病感冒月餘矣飲食纔屬口輒嘔噦衆醫皆以不治棄去一日守吉過其門邀入診之曰無傷也病久已去但小進食蚘蟲爭上噉胸次攪擾作惡耳試頓食之當勿藥而愈家人羣駭其說度無可奈何姑從之遂以冷茶投粥中頓入二大盂初尚作嘔已漸喜食食已沉睡覺而翟然又一人病羸瘦委頓甚百方不效求暘診之暘曰非藥所能愈第於五更向煮牛肉肆中候其初啟釜時以口鼻向鍋旁吸取其氣然後取汁一碗飲之數日可愈矣從之果然他治多類此

鍾大延

鄞縣志鍾大延字恒國本江右仕族後爲鄞人精於醫聰穎絕人治病不執恒方嘗言今人但知醫豈知醫人病固有淺深人自有强弱豈得因病執方有二人同時病痢其一用補劑一用攻劑或問之曰此稟弱須補其正氣而後攻之彼强須攻故用攻耳徐廷尉病小便祕腫脹面赤發喘衆醫皆以爲熱證治之病愈甚大延視之曰是無火也急煮附子湯一服而愈後有一貴家孕婦病亦如之衆醫莫效大延視日之曰是可弗藥也乃胎壓膀胱耳令其周身轉動而瘳一僧嗜鹽每食必斤許衆醫雖知其爲蟲然服藥輒痛悶欲絕大延曰是蟲不受藥也當有以餌之以鹽筍用藥煮之仍加以鹽令服越數日果嘔蟲數升許而愈又一人酷暑歷萬山中

或時飲溪水至秋患泄痢諸藥不效但思食西瓜而醫戒不使進大延曰但食無妨稍進覺安加進益快爽遂用藥數劑而愈蓋前因山中暑熱所中也其能自出新意多奇效皆如此

李奎

鄞縣志李奎字石粱少負氣尚俠避讎亡匿湖海間十餘年始歸更折節讀書精於醫洞究內外經心揣手追盡得其妙善起人痼疾他手所不治者常得生有誤吞指爪喉哽幾殆奎令剪人指爪燒灰服之立愈疑其故方奎曰不然此內經所謂衰之以屬者也聞者嘆服好古金石及名人墨蹟植花草滿其所居年八十三卒先是嘗有李蘭泉者以醫名世奎之術蓋得之於蘭泉云蘭泉所著醫說未及刊布其後學徐國麟至今寶藏之

石涵玉

海鹽縣志石涵玉字啟泰治痘疹奇效劉氏莊患痘者二十人涵玉視之曰某弗藥愈某某日死以筆記之一一不爽豐山兄弟三人共一子痘不起面青腹痛涵玉憂之夜夢大士曰何不用白芍涵玉躍然蓋白芍能於土中瀉木面青腹痛木乘土也如法治之立效西郊沈氏子方見痘延視辭曰此終不能有功他醫療之過其門問張樂則以痘愈酬醫也固邀入席呼子出指以愧之涵玉曰明年今日必患痢終難救衆不悅如期果亡一女患痘眼白色面紅如灑涵玉曰內潰證也取紙礮一令其父然女耳畔如雷大驚面部痘起數劑差衆奇問之曰內潰以通竅爲主驚則心竅開痘不內伏何足異耳其治法多類此中歲長齋放生建靈瑞禪院以安

僧衆買地施棺以瘞無力葬殮者凡三區名廣孝阡蓋樂道好善不第以藝術傳者子楷邑諸生益精先業北遊都下名動公卿所著有傷寒五法證治百問新方八法行於世

沈道輝

泰州志沈道輝泰州人善岐黃之業如皋縣江甯鄉有石氏女子夢與神接神黑而髯腹漸膨脝家人咸共驚怪往謁道輝道輝診之曰此鬼胎也以藥下之得二肉塊剖視外黑而中白如脂

沈汝孝 錢惟邦 盧似立

杭州府志沈汝孝字太國父文奎習岐黃居富陽之坊郭里術不甚售及孝童年知醫所投輒效萬歷中周孝廉羔計偕遇關閎疾衆醫不能愈太國獨以三稜莪朮等藥投三十劑而愈羔仲子兆斗以勞鬱致病幾不救杭醫錢惟邦曰周郎病勞憊鬱極而尸蹶也下之則生矣會醫士盧似立過寓切其脈撫掌笑曰正所爲陽脈下遂陰脈上爭胃氣閉而不通故脈亂形蹶以陽入陰支蘭藏者生是也不可驟攻須七日少間三七日而愈太國聞之躍釃以陽液煮以齊和病瘥一如二君言蓋武林醫者錢能攻盧善守而太國則非攻非守適於二君之中者三人遂構鼎足焉年八十卒子孫能世其業

李尙元

江甯府志李尙元字仰春以治傷寒名家焦太史嘗贈以文略云自古論病惟傷寒最爲難療

表裏虛實稍不審輒不可救尚元有三勝焉每用藥言某時當得睡某時當得下時刻皆應一也有一兒病誤服補劑幾殆尚元所用獨異羣咻之不爲動卒以奏功嘗曰倉公言吾以脈法治而愈二也龐安常治傷寒有名傳稱其樂義耐事如慈母而有恆尚元爲人似之三也其爲名公推服如此子言曾孫鍾懋時遇皆世其業有聲

湯文

金壇縣志湯文字涵春生嘉靖中家貧晝耕夜讀手不釋卷行田時倦則臥畦畔苦吟或負擔展書擔頭誦之時以儒業見一不售即從學醫道殫究原本辨陰陽應象六節藏象之秘投劑無不效者常曰士遇則爲良相不遇則爲良醫皆以燮理陰陽爲道耳若使診視諸證莫辨二氣互勝之理疾何由愈王肯堂以爲名言盛行於世以不受謝僅有田四十餘畝分其半與弟豐膳奉父不以煩其弟也萬歷初授太醫院吏目子宗元別有傳仲子宗禹字養原亦以醫名切脈對藥有別見能起危證而生之時獲豐貲遇人有所急悉爲施予散去萬歷壬子授太醫院吏目舉鄉飲賓年八十四卒

陶華

浙江通志陶華字尚文餘杭人治病有奇效一人患病因食羊肉涉水結於胸中其門人請曰此病下之不能吐之不出當用何法陶曰宜砒石一錢門人未之信也乃以他藥試之不效卒依華言一服而吐遂愈門人問之曰砒性殺人何能治病陶曰羊血大能解砒毒羊肉得砒而

吐而砒得羊肉則不能殺人是以知其可愈後來省郡治傷寒一服即愈神效莫測名動一時然非重賂莫能致論者以是少之所著六書曰瑣言曰家秘曰殺車槌法曰截江網曰一提金曰明理續論仲景以後一人而已

秦昌遇

松江府志秦昌遇字景明上海人天資警敏少善病因遂學醫治嬰兒疾稱神已而徧通方脈不由師授妙悟入微常行村落見婦人淅米使從者挑怒之婦人忿詬昌遇語其家人曰若婦痘且發當不治吾激其盛氣使毒發肝部耳目下春時應見於某處吾且止爲汝活之及暮如其言乞藥而愈青浦林氏子年方壯昌遇視之曰明年必病瘵三歲死明年疾作踰兩春竟死昌遇所尅時日皆不爽其或病至沈篤時張口瞑目昌遇投劑能立起名動四方往來無甯晷然未嘗自多嘗謂法當死者雖盧扁不能爲苟有生理勿自我死之可矣爲人瀟灑自適預知死期年六十餘卒所著大方幼科痘疹折衷行於世

吳中秀

松江府志吳中秀字端所工岐黃之學高仲陽三年不寐諸醫以爲虛中秀按其脈皆洪曰此膈上頑痰也以瓜蒂散吐之而愈李某素無疾偶過中秀家爲診視之遽問君有子乎對曰有子十歲中秀曰幸矣君明年某時患瘍非湯石所療至期果驗其名與秦昌遇景明相伯仲六十年間所全活人不可勝紀少有至性侍母疾衣不解帶躬親浣濯其兒嘗從索十金中秀檢

槖中得數十金盡與之其子女六人悉爲之婚嫁有姊年八十中秀亦篤老矣猶謹視起居故世尤稱其孝友生平好聚書有數萬卷搆天香閣藏之董文敏陳徵君時過從焉有子懋謙能讀父書中秀所著有醫林統宗傷寒備覽云

周子幹

太平縣志周子幹號愼齋西隅人少時行履輕蹻聞長老言以爲非壽徵乃對斜拗直行步遂端其爲醫務究五行陰陽道理意在扶陽抑陰體驗身心通已之脈理以喻人之脈理全活甚衆擕有艷婦以活夫恩貧無所報願薦枕席正色拒絕嘗經柏葉山神祠傍見巨石斜綰路口負往來苦不便謀捐資鑿石居人謝弗敢乃向神呪云神必福氏吾體神意去石若殃當殃我夜神像仆地石裂爲三享年七十有九著醫案數十卷存於家

殷渠

儀眞縣志殷渠字度卿號方山美姿髯貌老猶若童子家世十全上醫也至渠獨精于診視投劑無不奇中俗呼爲殷成仙云然手目不去書卷所至輒效不受人金帛以救人命爲志萬歷癸未歲大疫閭巷傳染至闔門不火渠部勒甲乙諸戶晝夜奔問所活數千百人皆不受饋遺歙人吳銑病七日不食以飲常醫補劑而死渠亟諭其人曰若舌浬不挺頰腫不裂猶可活按如言三逐其熱而愈鄰人臧娶新婦半月而腹大衆以爲胎渠謂新婦因空腹受漆毒命取蟹汁和甘草飲之而愈四川高命婦患內逼衆以爲痢渠以爲月閉郭指揮患厥逆衆以爲陰渠

以爲暑瓜洲趙臬司患脹遺血不食不寐衆以爲熱渠以爲勞許進士崇患呃逆衆以爲痰渠以爲怒文學張徵伯爍躁衆以爲渠疫以爲熱皆手到即愈萬曆庚寅吉水羅從先假歸一舟徧疫莫治渠館從先痊之羅以爲再造拜渠爲父諸如已劉進士旻胃痛已黃十六寒狂已湯總兵夫人胞胎而痢已陝人高文癇所指切難更僕數有軼事三尤奇一人疾病甚就渠診一亡命無恙方醉飽隨病夫欲試渠渠出亡命臥櫝上候之見渠歸意欲急試驟下櫝渠先診病者曰汝無甚疾一服可愈診亡命曰汝病甚速歸夜分當絕亡命大笑及陵晨問之果然村女戲作反身筋斗忽視人足上首下視屋砌上瓦下衆莫解渠曰此勿藥可愈命取碎針數千使女低頭拾踐方許起亡何果愈見舁櫬者淋血血色尚新渠曰棺中人未死奈何舁之詢之舁者曰此欲娩身而不得者也渠曰可立活以針刺心側呱呱下一子婦亦徐活或問之渠曰亡命方醉飽臥櫝上以驟下而臟離村女以用力作反身筋斗而肺反蔽心竅使嚮其體可立正婦娩身時兒手握母心痛至死子又不下至淋血色鮮針之兒手痛必縮得兒下而母活後視兒掌背果有針痕人神其事呼爲仙

朱儒

嘉興府志朱儒由吳江徙居秀水昆弟四人儒析產讓弟以醫顯入都會大疫所起亡算選授太醫吏目後積資爲院使嘗侍疾禁中一日神宗御文華殿暖閣召儒切脈儒奏聖體病在肝腎宜寬平以養氣安靜以益精神宗首肯之自兩宮太后及后妃公主有疾率令中涓言狀從

儒授方多效縉紳爭爲倒屣所得俸入多以濟困阨若貧而就醫者不責其報且潛置金藥帖中周其急每里中人入都儒戀戀桑梓又客死者倡義經紀其喪年七十七卒以子國祚貴贈太子太保大學士

程國令

太平縣志程國令字允瞻幼習舉子業讀書數十行輒下詩歌字畫橫絕一時後改事岐黃博覽羣方獨抉其要故所見殊出人意表有頭眩喉隔腰裂者百療不治令診之曰是疾有三一劑去其一三劑當立愈矣從之果然又患腹痛者奄奄待斃衆謝去令聞之不待召而踵其門投一方俄頃痊人皆以爲神他如此類者不可悉計也謝一峯嘗記其事爲傳

張玠

鳳陽府志張玠字秀甫診問奇中監司徐五橋病塊先投大黃數兩後用獨參兩餘下痰若敗卵數升遂愈陸某心痛玠投以苦楝下蟲無數而愈錢某周某東崖姻屬未病玠決其暈厥數日果暴仆徐某病革玠曰是脈必生時其父尙履健善飯也是大可虞旬日父果死而徐更生其奇中多類此

鄭邦信

永寧州志鄭邦信晉藩府醫官名震一時陝宦薛仲明夫人傷寒後昏迷欲絕諸醫不識公診之曰六脈浮而無力此發散太過元氣耗絕也以大劑人參湯灌之遂甦又貢生崔泰峯夫人

經斷曰漸黃瘦諸醫作癆治弗效公診其脈兩尺洪滑不止曰此胎也然血虛不能養榮將來子母俱亡乃先墮其胎後服十全大補湯而愈其治病類如此

陳時榮

松州府志陳時榮字頤春華亭人精于醫理江南張植之客遊患羸疾時榮視之曰肺爲蟲蝕藥之下蟲二十餘形如蜂蛾羽翼皆具復下惡血悉有蟲蠕動百日而瘥有老嫗往視女疾途遇時榮船亟呼求渡因請偕往至則女已絕乃覆其身以布沾井水漬委中穴刺血如泉涌遂甦上海喬時敏患寒疾毒留兩脛痛如錐法當截足時榮作大劑炊熟盛布袋囊中納足于內冷則易之五日起行如常矣時榮好行其德每施藥以活人遇有危疾輒終夕沉思必求愈之乃已年八十四卒第二子自道字太古從子明善字抱元並爲明醫明善三歲而孤時榮所撫立也

周文銓

江甯縣志周文銓字汝衡蘇州人也徙家金陵學儒不成去而學醫覗世醫所爲詫曰醫道止此耶復棄去獨取內經本草難經等書徹晝夜讀務窮精奧診病立方多與衆殊及病者輒愈乃大服知此道深永重於用藥有故輒不赴召及赴召或見病疑輒不投藥人不測所操負其才氣達官顯人非與抗禮卒不赴常謂顧東橋先生曰醫者聖人之學也非盛德莫能操其業非明哲莫能通其說是故士有能知草木金石昆蟲之藥辨類審性析經致能弗乖其宜弗亂

其忌是謂知物知物者巧士有能知人之疾病淫於四氣薄於五臟動於七情見外知內按微知巨占始知終執生知死由是以審施湯液醪醴鍼砭按摩之治是謂知證知證者工士有能知臟腑之所表裏經絡之所離會榮衛之所弱勝命脈之所消息選物設方制於未形體微發慮決於衆惑是謂知生知生者聖士有能知天地之情陰陽之本變化之因死生之故立教布法使人專氣含精以握樞機汰穢眞葆以固根柢疾疢不作神乃自生是謂知化知化者神夫神聖者上智之能事未易企及工巧之道術學之所造也醫不臻此不足以名業其持論精微如此平生不以授人人亦無能受之者

葛林

杭州府志葛林字茂林錢塘人攻小兒科名聞京師成化年命內臣徐來杭驛致之充太醫院官時武廟方在嬰稚皇太后保護甚周每召供御一夕武廟痼疾作中外惶怖夜分召林一匕而安明日使與宴有白金彩幣之賜汪比部有子年二十五矣忽患痘而汪知醫以爲無恙也林視之怫然造五日而足七日而靨至十四日而痂落林曰災其在彌月乎至期而其子晏然汪置酒高會若以誚林者林視其子之足底有泡結瘢膚內曰吁其百日哉迨是日而暴歿汪以爲神問其故林曰痘者搆形之餘穢也苟有纖芒未盡亦無生理是疾初發自腎而不知暢是以必死既而流着於足底焉以故發之緩也汪歎服少師楊公子當暑而驚眩已絕且移之木矣林趨入曰無傷也亟出之公曰兒已噤矣奈何劑也林曰予無劑也所恃者天上雲耳雲

生而凄凄欲雨陰氣舒而陽鬱消吾以清利物煮水而蒸于其下其可瘳乎如其法而疾愈迨暮而兒戲於庭矣林貌清癯骨瘦而目睛爛然其視疾得其聲色洞若燭照既而切脈以决死生莫一遁也善製方劑其應若響累官太醫院判壽八十八所著有杏塢祕訣一卷

薛鎧 薛己

吳縣志薛鎧字良武府學諸生精醫理療病必本五行生尅不按方施治著述甚多保嬰撮要尤足爲後世法程宏治間徵爲太醫院屢著奇驗以子己贈院使已字新甫號立齋尤殫精醫學正德時選爲御醫擢院判嘉靖間進院使所著有家居醫錄十六種

凌雲

明外史本傳凌雲字漢章歸安人爲諸生棄去北遊泰山古廟前有病人氣息垂絶雲嗟嘆久之一道人忽問曰汝欲生之乎曰然道人針其左股立蘇語雲曰此人毒氣內侵非死也毒散自生耳因授以針雲拜受之爲人治疾無不效里人嗽不止絶食五日衆醫以爲虛投補劑愈甚雲曰此寒濕積也穴在頂針之必暈絶逾時始蘇命四人分牽其髮使勿傾倒乃針果暈絶家人皆哭雲言笑自如頃之氣漸舒復加補始出針嘔積痰斗許病即除有男子病後舌吐雲兄亦知醫謂雲曰此病後近女色太蚤也舌者心之苗腎水竭不能制心火病在陰虛雲曰然兄曰其穴在左股太陽是當以陽攻陰雲曰然如其穴針之舌吐如故兄茫然自失雲曰此知瀉而不補也補數劑舌漸復故淮陽王病風三載請於朝召四方名醫治不效雲投以針不三

日行步如故金華富家婦少寡欲火熾失心始見屋柱走抱之久之見帚杖諸物即以兩手爬之甚至裸形野立雲視之曰是謂喪心吾針後須蔽以帳其心正當知恥乃令二人堅持之用涼水噴而針其心次補瀉並施不踰時狂疾頓除屬其家人慰以好言釋其愧恥病遂不發吳江貴家婦臨產不下者三日呼號求死雲針刺其心針出兒應手下主人喜問故曰此抱心生也針出則手舒手舒則胎下取兒掌視之有針痕孝宗聞雲名召至京命太醫官出銅人蔽以衣而試之所刺無不中乃授御醫年七十七卒於家子孫傳其術海內稱針法者曰歸安凌氏

吳傑

明外史本傳吳傑武進人宏治中以善醫徵至京師下禮部試故事高等入御藥房次入太醫院下者遣還時傑在高等而當遣者甚衆傑言於尚書曰國家三四十載纔一徵醫若等幸被徵又待次都下十餘載一旦遣還誠流落可憫傑願辭御藥房與諸人同入院尚書義而許之正德中武宗得疾傑一藥而愈帝喜甚即擢御醫一日帝射獵還憊甚感血疾服傑藥即愈進一官賜彪虎衣常幸虎圈虎騰而驚傑療之立愈再進一官賚金幣頃之試馬腹痛又以傑藥而愈賚繡春刀及銀幣帝每行幸必以傑從積至太醫院使帝欲南巡傑諫曰聖躬未安不宜遠涉帝怒叱左右掖出及駕還漁於清江浦溺而得疾至臨清急遣使召傑及至疾已深遂扈歸通州時江彬握兵居左右慮帝晏駕已得禍力請幸宣府傑憂之語近侍曰疾亟矣僅可還大內倘至宣府有不諱吾輩寧有死所乎近侍懼百方勸帝始還京甫還而帝崩彬伏誅中

外晏然不然變自不測未幾傑致仕子希周進士戶科給事中希曾舉人

許紳

明外史吳傑傳有許紳者京師人初供事御藥房嘉靖改元授御醫屢遷太醫院使受知於世宗連加通政使禮部侍郎工部尚書並領院事二十年宮婢楊金英等謀逆以帛縊帝氣已絕紳急調峻劑下之辰時下藥未時忽作聲去紫血數升遂能言又數劑而愈帝德紳加太子太保禮部尚書賜賚甚厚未幾紳得疾或問之紳曰吾不起矣曩者宮變吾自分不效必殺身因此驚悸非藥石所能療已而果卒賜謚恭禧官其一子卹典有加

王綸

明外史吳傑傳王綸字汝言慈谿人舉進士遷禮部郎中歷廣東參政湖廣廣西布政使正德中以副都御史巡撫湖廣精於醫所在爲人治疾無不立效有本草集要明醫雜著行於世

厤東輝

東昌府志厤東輝高唐人嘉靖間以醫遊郡城洞究古方書善脈士大夫爭迎致爲上客堂邑李通政久病衆醫以爲不治東輝診曰病得之心火欝積勿藥第屏念三十日而愈後如所言臨淸副使某病召東輝診脈曰大人無恙將惟其子之憂是時子在里中急遣人歸視危就床褥數日矣竟不起郡有貴介公子壯而負氣以無病故試東輝呼曰而善脈其脈我東輝診而驚曰子病矣奈何不治公子嘻曰甚矣醫之利於以不疾爲功也我日兼數人之食而病乎笑

而揮之後月餘竟以痰卒高唐諸生某試於提學偕儕輩數人詣東輝問脈東輝次第診已徐曰生且食廩無奈剝膚之災以憂目前生喜而懼甫出門會所讎擲瓦擊之中眉額幾死試果第一東輝好飲不治生產所得金帛輒給酒家老而彌甚里人有奇證趨請東輝雖在酩酊中所醫無不立愈者里人以爲神

李中梓

江南通志李中梓字士材華亭人少博習岐黃術凡遇奇證無不立愈所著有士材三書頤生微論醫統若干卷

李瞻

儀眞縣志李瞻號小塘以眼科著名有七十二問按七十二候以明內外障之得失嘗一人目腫火炎而性最卞愈躁而疾愈熾非藥可下瞻謂曰子目易愈此客火將流毒於股不十日必暴發其人習瞻名遂日以股爲憂至三日以一藥而愈股亦無恙又一人目以氣虛暗如行霧中受苓朮即眩瞻不藥但曰子以沸水浴兩足亦三日一藥而瘳或問其故瞻曰性暴人患疾每欲急愈火上攻於目移其意以憂下即易療氣虛人榮衛不和湧泉穴位足底熱之則上可達於泥丸必血活而藥始效有節鉞李公妾病目瞻曰二目須膿出方愈李慮損貌瞻曰以虎睛調藥則膿偕液鼻下無傷也李果捕虎取睛治之如所言王荊石兩瞳反背命瞻端坐置書於几用金鍼從腦顖刺之初撥曰見黑影矣次撥曰見行欵矣三撥則筆畫朗然曰君果神授

耶將千金謝瞻却不受惟取園中一綠磁瓶蓋王曰賤物何貴瞻曰余久得瓶失蓋此其匹也王以爲誕使人驗之果然大抵以學濟其術多若此更著有育神夜光丸方蓮子金鍼鼠尾金鍼說言目內障必藥病者滿百日醫者齋戒亦滿百日正心誠意而後可施非天霽日朗絕無雲翳及時日遊神合吉卒不輕用今其書盛傳

陳景魁

醫學入門陳景魁字叔旦別號斗巖世居句容因父病習醫精鍼灸著五診集治素無病忽吐血半斗脈弦急薄厥證也得於大怒氣逆陰陽奔併服六鬱湯而愈治通體生疣久罔效乃太陰風邪化爲蟲也以百部蛇床子草烏揀樹葉煎湯浴洗越月遍身如白癜風狀而愈姙孕婦墮下逾旬腹脹發熱氣喘脈促面赤舌青口臭公曰胎未墮也面赤心盛而血乾也舌青口臭肝氣竭胎已死矣用蛇退煎湯調平胃散加歸尾芒硝一倍服之須臾胎下痛亦復安

汪機

祁門縣志汪機幼嘗爲邑諸生母病嘔遂究心醫學凡岐黄倉扁諸遺旨靡不探其肯綮殊症奇疾發無不中名高難致病者有聆謦欬頓喜遂瘳所全活甚衆著有石山醫案醫學原理本草會編素問抄脈訣刊誤外科理例痘治理辨鍼灸對問傷寒選錄運氣易覽等書

李可大

杞縣志李可大字汝化邑人業儒爲諸生因母病遂遍覽醫書久之大悟遂爲醫無不奏效可

大用藥多奇勝會新鄭相公家居聘可大至診其脉曰公心脉如蝶鼓翼越五月當大拜抵期果應於是可大名振兩河矣因勸可大入太醫院授修職郎　時朱錦衣子甫一歲晝夜啼不止請可大醫之戒勿見兒恐成客忤可大曰但隔壁聞聲足矣朱許之可大曰啼而不哭爲痛用桔梗湯調乳香灌之即愈有族母七十餘中酒昏迷無氣諸兒以爲已死將入殮可大至見目未陷心尚温曰此母不死吾能起之諸兒涕泣求可大取井底泥塗母心上用黃連葛根湯灌之已而果甦於是邑中相傳可大能起死回生李進士病虛損痢疾腹痛異常用人參五靈脂治之衆醫皆訝曰二物相畏奈何同用可大曰不聞相畏而後能相使乎藥下果愈　鄢陵陳令病傷寒昏沉將屬纊可大診脉曰此可救也用竹茹犀角灌之而愈　衛靜尉亦病傷寒身皆冷口出清水可大診之曰陰毒已極用附子一味醫之亦愈邑諸生董養性發熱口乾久而咳嗽吐血醫皆謂虛證可大診之曰汝脉結結爲鬱證非虛也用蘇子香附益智等藥數服而愈董大奇之因乞爲弟子以學醫焉一梓人母年四十餘手大指忽腫因偃仆不知人事可大診之曰此必月信至而適爲冷水所傷也問之信然用當歸甘荽湯而愈　一婦人產後大喘醫戒用參可大診之曰此孤陽絕陰也正宜用參遂加蘇木爲湯飲之喘立止

李時珍

明外史本傳李時珍字東璧蘄州人讀書不治經生業獨好醫書醫家本草自神農所傳止三百六十五種梁陶弘景所增數如亦之唐蘇恭增一百一十四種宋劉翰又增一百二十種至

掌禹錫唐愼微輩先後增補合一千五百五十八種時稱大備然品數旣煩名稱多雜或一物而析爲二三或二物而混爲一品時珍病之乃窮搜博采芟煩補闕歷時三十年閱書八百餘家稾三易而成爲本草綱目一書增藥三百七十四種釐爲一十六部合成五十二卷首標正名爲綱正始也次以集解辨疑正誤詳其出產形色也又次以氣味主治附方著其體用也書成將上之朝而時珍遽卒未幾神宗詔修國史購四方文籍其子建元以父遺表及是書來獻天子嘉之命刊行天下自是士大夫家有其書本草之學始稱集大成時珍官楚王府奉祠正子建中四川蓬溪縣知縣

朱包蒙

萊蕪縣志朱包蒙庠生以兄中丞功授肥城所鎭撫遷守備兒時嬉戲取泥丸爲藥以飼禽獸稍長讀內經素問一過不忘視病立決生死臬司畢某無疾公診其脈曰患怔忡五日後兩臂當不能曲伸果然劉某久痢便口生毛如豕鬛觸之痛徹骨髓赤痢多服澀滯之藥瘀血所成也投以行血敗毒之劑愈馮某迂腐善疑患瘋痛自謂廣瘡積憂成疾公曰然投藥發泡十餘其疾頓痊或詢之曰是本非瘡旣疑是瘡不令實見瘡形疑不釋也周某舉子週歲病淋閉公令去襁褓立風中以雪沃其足立下諸如此類不可更僕年八十餘時跳擲爲戲忽語家人曰余將逝矣豈若他人必待病死耶皆不信詰朝飮啖如初入夕卒

霍愷

禹城縣志霍愷號心田兒時能讀書過目輒記既攻舉子業補邑庠弟子員嘗有病恨時無明醫遂取黃帝扁鵲之派書治之未久已能通其說時出新意刱自治療每藥輒愈久之親識輩求治者莫能止乃又益讀靈樞太素甲乙諸秘書凡經傳百家之涉其道者靡不通貫嘗曰世之論醫者俱稱東垣羅謙甫朱丹溪三人三人固皆聖于醫若丹溪者尤集醫之大成者也予之論病投劑俱取以爲準故能往往收厥效臨邑有管方伯諱懷理任湖廣時監大辟刑因悸而病既愈目張不得瞑愷煮郁李仁酒飲之使醉即愈人問其故愷曰目係內連肝膽恐則氣結膽衡不下郁李仁能去結隨酒入膽結下膽下則目能瞑矣又有季邑陳姓人病霍亂他醫以熱劑加喘愷曰是本中熱脾且傷奈何復燥之將不得前後溲與之地漿飲石膏湯陳不信謝去病益劇竟如其說而獲安各鄰邑俱聞其名凡有奇證怪病他醫所不能治者胥來求療無不取效去後傳其業于壻楊汝卿今楊却硯其所自出云

是巨淵

江陰縣志是巨淵家黃橋得異人方號神醫一男子吻舌流血不止巨淵望見急趨數里向東壁拾螺殼一枚指患處投之即愈蘇州富家子病大熱羣醫不效巨淵鑿地爲坎令病者臥其上泥水沃之須臾愈或問故曰多寵妾中麝香毒也他治效類是朝命徵取意不樂采藥草塗身成癩使臣以惡疾聞遣回仍以藥傳身而愈

黃升

安陸府志黃升字啓東京山名醫也善察脈有分巡戚某晨興忽疾作不語呼升視之升曰脈與證不應乃詢其左右云夜食烹雞升曰此必食後就寢有蜈蚣過其口鼻中毒耳投之以劑立甦戚猶未信乃更烹雞置寢處果有蜈蚣三枚自榻頂下又有王氏二子母病請升治之升診其脈微恙耳尋愈已而二子並以脈示升升驚曰二君脈俱不佳明年相繼歿又廪生張才仕病升診之曰無恙但試事當防耳明年督學使者至果停其廪其他奇中皆類此

黃庭森 黃國熙

蘇州府志黃庭森森字芝石精於痘科有回生之術時稱神醫子國熙紹其業療病多奇驗俞氏子六歲痘甚稀國熙曰法在不治他醫治之愈主家張樂設席并邀國熙以致誚國熙至請兒視之曰演劇時宜避鑼聲言訖辭去主家置若罔聞有頃兒聞鑼聲發驚暴死張氏子痘繁密乳媪抱兒出視國熙視媪謂其主曰令子無恙乳媪當死數日後兒愈媪果死人皆驚嘆

羅鍊

湖廣通志羅鍊江夏人故儒家深於醫學診脈斷人生死不爽御史李某吐黑痰診之曰是殆有所思不遂耳李起拜曰神醫也吾少貧納婚某氏爲婦翁所嫌離去婦爲我死吾不忍婚耳服藥立愈楚王妃周氏微恙診之曰是殆不起即在今午時妃猶飲食言笑王不信未幾中風逝一傭人自言某無病第覺首在下足在上羅俯首良久見地下鐵杵重六十斤曰汝試捧而上捧而下如是者三日愈乎曰愈矣首在上足在下矣問故曰汝以用力傷經絡心逆轉特爲

反正之耳諸如此類甚多著醫書授其子一日其子乘醉爲人視疾鍊怒曰奈何以性命爲戲焚其書無傳者

宋子京

湖廣通志宋子京黄岡人學舉子業不售去而習醫久之悟素問靈樞六府內外穴穴相應又心智洞朗一望而知人病之所以有巡道無他病但不能食郡守以子京進子京曰且無往當先觀之巡道出子京從輿上一觀乃敝衣冠垢汗而進巡道不悅出而語人曰病瘳矣次日呼子京入則美其衣冠巡道曰昨日不如此大致余怒子京曰昨日垢敝乃醫公者也公生平常得喜病一怒而喜消病愈便能食矣遊會城中見舁棺者漏血一滴子京曰此可生也問之則婦以難娩死呼夫至開棺一針其穴娩一男母子俱全前郡守在黄子京視脈曰十年後當領西城節鉞然當墜下頦至十年後撫蜀果病且兩月急走人邀子京治子京至人署交拜以手掖攞輩而下頦已上矣

湯玉 湯玠

武進縣志湯玉湯玠皆世業婦人醫有奇效時有他醫視爲虚羸之病不敢輕用藥者往往投以大黄而愈歲用至數百斤無錫有施教谷出劑必用人參亦歲至數百斤識者比之李廣程不識之用兵玠嘗行野見林間有縊者釋之知其貿易失金也以藥資贈之空囊而返子文佐兄子文英亦以醫著

趙巒

古今醫統趙巒晉陽人善醫術精診候一人得脅病有聲如蛙以手按之即止否則連聲不絕諸醫不能辨巒診之曰右關脈伏結此係驚氣入臟腑而成此疾患者告以因野行忽有蝦蟆躍出大叫不已一時被驚便覺脅痛作聲如此巒與六神丹瀉之立愈

程明佑

醫學入門程明佑善醫嘗曰人皆知補之為補而不知瀉之為補補之為瀉陰陽迭用剛柔互體故補血以益榮非順氣則血凝補氣以助衛非活血則氣滯蓋脾為中州水火交濟而後能生萬物眞妙論也

石藏用

醫學入門石藏用治一士人因承簷溜水洗手覺為物觸入指爪中初若絲髮至數日稍長如線伸縮不能如常公診之曰此為龍藏也方書所不載當以意去之乃用蜣螂塗指庶不深入胷膈也他日免震厄之患後因迅雷見火光遍身士人怕懼以針穴其指果見一物自針內躍出而愈

僧坦然

太平縣志僧坦然善鍼砭鍼細如毛長不過寸許一投輒效長林高令內患癰貼膚兩春僧一再投不效怪之靜想良久躍曰是也此人皮肉肥厚短針不足用也乃更置金針長可五寸一

針而愈邑人胡振聲中瘋僵臥兩日家人皇遽治後事僧過其門延視之針其手手動再針瀉痰斗餘即崛然起坐次日午刻能往五里外赴席奇驗甚多不具載住箬嶺橫培開路施粥煮茶接衆

劉煇

開封府志劉煇字文華祥符人幼喜醫受學於同郡李寬久之盡其術乃歎曰神聖工巧非可以言辭求天運物理必待夫體察著於是益博極素難諸書無寒暑晨夜之限遂以醫鳴於汴中而時王公貴人下逮閭巷士庶愈其疾而著奇驗者歲不可勝紀其貧者報之輒謝曰非吾願也煇又善交友始終不渝宗戚尤洽恩義年七十有司推爲鄉社師

殷傳

醫入學門殷傳治一傷寒誤服熱藥將死舌黑不硬兩頰腫而咽尙通公曰舌不硬咽尙通太陰少陰經未尙絕乃與大劑一飲汗出二飲熱退三飲病已治淋瀝口噤厥逆他醫以爲風公診尺脉沉大知病屬下焦投以八正散而愈

丁毅

江甯府志丁毅字德剛江浦人路逢殯者棺下流血毅熟視之曰此生人血也止舁者欲啟之喪家不之信毅隨至墓所强使啟棺乃孕婦也診之以針刺其胸俄而產一兒婦亦旋甦蓋兒執母心氣悶身僵耳鍼貫兒掌兒驚痛開拳始娩通邑稱神著有醫方集宜玉函集蘭閣祕方

人爭傳之崇祀鄉賢

周從魯

高郵州志周從魯字思賢鄞縣知縣儉之子郵之良醫也診脉能知人壽夭其治病以他巧法多不藥而愈四方就醫痊活者甚衆人皆以爲神疎財不計利蕭如也郵地卑下居人多濕病意按圖經教人治五加皮酒其法用秈米粉和五加皮末於伏日爲䊆至冬日釀酒飲者病輒愈

嚴觀 嚴泰

浙江通志嚴觀仁和人不拘古方頗有膽略用薑汁製附子或難之曰附子性熱當以童便製奈何復益以薑嚴曰附子性大熱而有毒用之取其性悍而行藥甚速若製以童便則緩矣緩則非其治也今佐以生薑之辛而去其毒不尤見其妙乎是以用獲奇效人稱之曰嚴附子其用藥有法有方行於世弟泰繼兄而出精於方脈治傷寒如決川爲時所推

袁班

高郵州志袁班字體庵自二十歲閉戶十年岐黃家書無所不讀按脈極捷如神稱爲江北名醫州人王日藩寒疾死已小殮班過視之以一劑灌入口中曰右手動則死左手動則生而果動左手遂活銓部孫虞僑夫人王氏得疾遍身俱紫人事已絕時孫欲携弟就試則迫不能待延班視之曰但去無妨此證五日後必活但三年後必成虛證乃不可治耳已而果然其神妙

如此

無名道人

嵊縣志道人無名氏不知何來戴華陽巾披鶴氅衣自言精方藥凡針藥所不到者能刳割湔洗若華陀然人不信過長樂鄉有錢遵道者病噎不治自愈刳割不驗死不刳割亦死均死請以醫試道人用麻沸散抹其胷刲之開七八寸許取痰涎數碗遵道暈死無所知頃之甦以膏摩刲處四五日瘥噎亦愈道人不受謝去人言遵道素謹實其父有芝饒隱行乃所遇不常有以哉

謝表

上虞縣志謝表少習舉業既而業醫於脈理有獨解且能望而決人生死邑人劉姓者患痘不起勢垂絕父母置棺將殮之謝往視驚詫曰此火證也急以水澆其面作咿唔聲仍取水灌之痘即分串纍纍起矣有婦難產諸藥靡效謝以升麻人參前胡各五錢投之即下衆問其故謝曰此胎走岐路而氣下陷也故用升麻以提之而參則佐其氣前胡則活其痰耳嘗家居見媳從前過謂其子曰汝婦神理已絕明年此時當不復有矣竟如其言久客廣德廣德人咸稱謝一貼又曰謝半仙得所酬即貸人一日置酒集諸交遊曰吾化期已逼與諸君話別衆以爲凝謝曰吾欲決人生死而不能自決耶取諸所貸券火之抵家其叔偶値問之曰奈何以此時還對如前叔曰試爲我一診謝曰同行自見不數武謂叔曰當先姪十日叔訝未之信後刻期無

爽人以爲秦越人復出焉

范應春

上虞縣志范應春少負奇氣嘗自計曰匹夫而欲濟人利物無他術惟醫藥乎乃遍讀岐黃家言遂以醫鳴世尤神於脈理一日途遇姻親薛文龍驚愕曰公病劇奈何薛曰固無恙也應春就其家診之陽爲好語密囑其子曰而翁臟腑已絶特浮陽在外不見劇耳夜半當疾作及晡而逝矣可亟治後事已而時刻不爽有按院行部至虞稱病不言所以遍召諸醫莫曉乃召應春診之曰無他病祇患夜遺耳安神保元自已院驪然曰胡神哉又問曰富貴中人豢養安逸然多疾病時服藥餌寠人日勞筋骨奔走衣食而鮮病何也應春曰戶樞不蠹流水不腐院大奇之曰此非方術中人命其子藎臣例入太學應春診脈醫治類有神驗即二事依稀扁鵲之視桓侯焉然隨所治酌方與之不計其酬因取仙家董奉種杏故事自號杏莊有杏莊集十卷藏於家

孫櫓

浙江通志孫櫓號南屏東陽人性穎異精岐黃五都有單姓妻產死三日心尙溫櫓適過之一劑而甦竟產一男又有人頭生瘤痒甚櫓曰此五瘤之外名爲虱瘤決破之果取虱碗許遂全其效多類此著有醫學大成活命秘訣脈經探要等書

張愷

鄱陽縣志張愷良醫季氏孫善療奇疾有女子呵欠兩臂直上不能下諸醫莫治愷令其母解女子裙襦坐寢室乃揚言醫入女忽執手下掩體舉動遂如故又小兒坐高處懸跌於地瞳人倒視見房舍皆翻覆愷令有力者將小兒顛倒數次其視則順凡疾非藥石可療者愷不執方脈以意治之無不立愈

程世光

鄱陽縣志程世光淮藩良醫專小兒科憲王誕長子初出胎不知吮乳曰以難產傷氣持人參煎湯灌半匕即吮又舟工生子胞而無皮取土數升糁其體即成肌有胎婦兒腹啼皆不能治乃傾豆子於地令婦低首拾之兒啼遂止其醫多以意出之弗拘方書神效有如此

楊賁亨

鄱陽縣志楊賁亨博覽羣書精脈理每心計造方有患饑者諸醫以火證治亨久思之未得頃見堂上木凳自仆乃爲濕氣所蒸致朽忽悟水能消物不獨屬火此濕消爾投熱劑而愈又有顯者目障性燥日憂切益不瘳亨紿曰目可計日即痊第懼毒發於股又日撫其股憂之後目忽瘳而股亦無恙蓋誘其心火下降爾名遂大震

姚德徵 姚懼

寶應縣志姚德徵字允符工醫術子懼業儒初不名懼嘗夢提學使者案發第四姚懼也因名懼是年果充附學生名在第四後邑罹水患家貧以醫術遊京師御史謝兆昌者患寒證汗後

發斑諸醫投犀角黃連久之絕食飲士大夫皆必兆昌不起懼進理中湯數劑而愈以此名重京師諸貴人爭延致之德徵妻顏氏賢淑徵與邑人丁翁善丁無子家貧不能置妾顏出白金二十兩勸德徵代置妾丁之妻感泣因不妒後生子四邑人傳爲美譚云

盛躍龍

高郵州志盛躍龍號濟寰覺仙十九世孫習祖傳醫業濟人疏財盱眙馬壩有婦懷孕出痘九朝死往視之曰此人非死乃毒盛發暈即用數劑婦遂生過六合塚傍有李老名從先哭曰此是我子昨晚已死求視之可復活否用數劑而愈

葛方覃

高郵州志葛方覃字寅谷學醫嘗書一誠字於座右曰凡人立身制行在於誠況醫爲死生大事哉里中歲數祲人多疫方覃盡心醫療遇貧不能具藥餌者輒解囊中金與之多所存活里人德之如皋一孀婦病邪瘧數年不愈方覃至婦聞鬼語曰此正人也吾當避之服藥尋愈郵人朱某病傷寒篤甚方覃與藥治之衆醫不可家人棄藥神龕下朱病且死藥忽移動衆異之乃以藥療之朱因復生其神異類如此方覃醫不拘古法往往以意爲變通診視時問病者所疾苦輒以手向已身揣度其處如與同患年七十四卒於家後數降乩廣陵人傳其仙去云

張達泉

安慶府志張達泉懷甯人幼落魄不羈遇異人授以脈訣遂殫精於醫其治病視十劑爲變通

不拘成方顏銓部渾爲兒時中痘已死達泉視之曰未死也急掘地作坑置兒其中取新水數桶用紙蘸之重貼身上少頃有細煙起兒手中微動達泉喜曰生矣復以水沃之氣蓬蓬上烝大啼數聲乃取起再進以藥不數日愈矣幼安婦孕偶觸欲墜達泉診其脈食以烹鯉而安且曰當生缺唇兒不能育後皆驗生平嗜酒病者爲邀其所厚治具相待即欣焉往投以金則拂衣去每謂人曰吾年有六十四因嗜酒減四算果以六十歲終

成醫官

靑州府志成醫官失名莒州人善醫靑州知府倪某疾診之曰思大過府曰何思曰雖朋友亦思也府曰是也有一窓友甚思之不意成疾命往淮安市藥見城門大書某家病劇能愈者厚贈至其家見羣醫環視診之曰諸公識此病乎此中滿證白糖和水灌之立愈嘗與一友携手行診之驚曰子幸遇我速市百梨盡啖之貯其核煮水飲之其人背出一癰腫曰此肉癰也不可活得百梨表之易治其術神奇類如此

盛曠

吳江縣志盛曠字用敬僎之子穎悟絕人盡傳家學來求必應未嘗索賄其治痼疾甚有奇驗西門金棠妻小產病數月日厥去者數四見鬼自頂而出自口而入曠曰脉濇而弦血少有痰鬼自頂門出此元神出也出而不進者死出而復入者可活也藥之去痰碗許尋愈有陳傑者妻有胎而患痢數月昏厥六日矣所下者若屋漏水棺斂已具曠診之曰無慮藥之痢止而胎

動越數日生子有婦病卒厥昏昏若醉夢手足觔攣曠診之六脈俱脫忽有麻衣者在側問其人則病者之壻也問其服妻之服也問其妻之死僅半日死以產後證曠忽悟曰此病必憂鬱所致以木香流氣飲投之一服而瘥文學姚汝明內傷新愈又病食傷他醫皆用下藥病益甚小便閉中滿腹堅如石曠診之曰此不可用分理藥也宜以參耆運其氣升麻提其氣氣升則水自下矣加以益腎之劑數服霍然道士顧本初病失音他醫皆以厥陰傷寒治之曠至曰內傷外感無可爲者某日當汗某日死既而果然人問其故曰肺屬金主聲肺敗則失音且面黧黑腎氣竭矣某日屬火火乘金位真陽既奪不死何待又嘗過一僧無病也時方春初診其脈曰至秋八月不起矣僧愕然至期果病膈氣而死其他治效甚多不可殫述曠孝友仗義好施嘗有遭喪不能舉者竭所有周其急毘陵畫士馬某以貧來謁留之數年馬願以女充側室曠惻然變色拒之年五十五卒

張汝霖

平陽府志張汝霖號濟川猗氏杜村人初業儒後謝帖括專心岐黃之術爲名醫僧冥淵嘗患暑汲井水沃頭濟川見之曰一月之後將患頭痛不可忍當亟服藥僧不聽月餘果頭痛坐臥無措乃求方於濟川濟川曰今始求藥遲矣頭痛及年當自止但慮汝牙早落矣逾年齒隕而頭痛愈又邑紳陳起登爲諸生時患疾經年延濟川診視曰若得變症傷寒則大愈無幾陳果變症患熱疾增劇家人惶遽求濟川濟川備問寢息唾嗽狀曰可勿藥有喜也家人以不下藥

爲疑濟川乃出一方示之曰但令發汗疾即愈矣家人持歸人爭謂自濟川所得奇方閱視之止數味無異尋常疑信者半及服之汗出遂痊濟川尤精太素脈每決人死生壽夭無不中然不肯輕言有求療治者必盡心調理之卒不計利人以此益重之年九十三嘗隔歲預知死期謂其子孫曰吾於某年月必死凡吾書未就者當速爲補輯之於是口誦若干卷令其子日錄之至藏書盈箱凡有殘缺者悉語其子曰某卷某葉失幾字訛幾字校訂殆無遺漏其學之邃博如此親友聞而駭之爭來觀濟川曰某年某月吾必死親友愛我者當期前一日共至劇飲以盡平生歡及期親友果聚濟川黃髮童顏枝杖徐步無恙也相與笑語竟夕至次日令其子視棺衾設喪次因正衣冠瞑目而逝卒年九十有四人爭異之相傳爲仙去

劉松泉

儀眞縣志劉松泉世醫也道經坐草婦未娩而死診曰此可活一藥立甦幷全其子邑人求視疾無貧富悉奔其急每夜歸釋所受藥資不籌燈人詰其故答曰恐有豐嗇好惡不如不分別爲愈也夜見偷兒洞壁入即以書所得金與之誡之曰度此足汝生計此何事今勿爲也後有及時鮮品每日必獲自藥臺莫知其自如是者數年一日欲新含桃以薦忽見一人置一籠疾趨而出挽訊其故即當年暮夜受金者也劉復誡之饋始絕有弟啗魚羹而咽與人言則通下勺水便塞松泉診之命取象牙鎊屑以沸酒和飲之立下飲食弟亦知醫請故答曰此非骨鯁乃魚鱗橫氣門也鱗性輕語出則肺氣外冲而開外物入則掩而閉象故龍種性能化諸骨以

熱酒下之未有不融者晚年失偶其子買婢以進乃顧謂其子曰吾今老矣奈何誤人少女製裝嫁之其德厚如此壽至七十餘一日語其子曰三日後予當逝上帝命我承乏泰興城隍越三日遂終

王敏

蘇州府志王敏字時勉少孤貧從韓有盛學醫名日起一婦人病血蠱衆治之不愈敏曰娠耳當得男投之安胎劑果得男海道總帥燕客飾伶人爲女子佐酒無疾也敏視其頰頳面青羸而氣微促語帥曰火尅金之兆也火令司天其殆矣明年六月嘔血死千戶申志年近二十忽瞑眩譫語體熱而喉衆以傷寒治敏曰痘也與升均湯而瘡出一人疽發背不起瘍醫言起則治矣敏曰是擊指脈即起亦不治衆刼以艾疽起如栗衆曰無傷矣三日死敏與張頤同時敏年差少頤贅敏瞶而皆有名矣下

張冲虛

蘇州府志張冲虛善醫多奇效有道人就竈吹火一蜈蚣伏火筒誤吸入腹痛不可忍冲虛視之命碎雞子數枚傾白盌中令啜之良久痛少定索生油與嚥須臾大吐則雞子與蜈蚣纏束而下蓋二物氣類相制入腹則合爲一人服其得醫意云

蔣曉

鎮江府志蔣曉字東明丹陽人世業醫偶見黃冠賣卜於市者自稱味元子從之游得其保幼

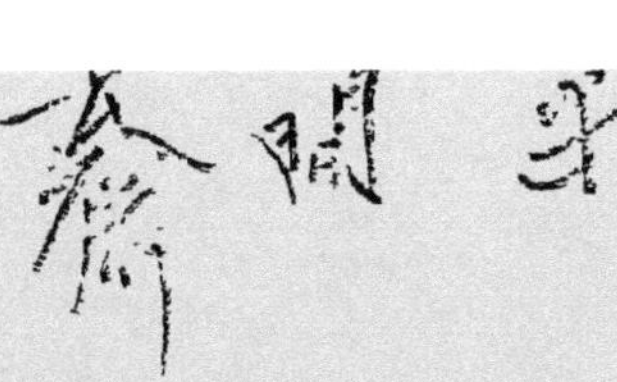

一編以治疾皆奇驗有王生者子方週忽不乳食肌肉盡削醫以爲疳曉曰此相思證也衆皆嗤笑之曉令取平時玩弄之物悉陳於前有小木魚兒一見喜笑疾遂已諸攻病皆此類孫乘龍世其術

汪繼昌

婺源縣志汪繼昌字伯期大畈人先世多業岐黃昌始奮學能文試不遇幕復專醫術掛瓢眞山白嶽精陰陽司天之說調九行生剋黜奇覇不用活人無算時稱國手尤於治痘有異傳常語人曰痘科無死症其不治者醫之咎也所著有痘科祕訣行世性謙讓喜施予濟人緩急無德色有長厚風二子法參求參世其學不替

史寶

嘉定縣志史寶字國信蕭山人通陰陽虛實之變閭有禁方必重購之近世惟推東垣李氏丹溪諸人不論也一人冬月鼻衂不已寶教之服胡椒湯其人以爲戲也固問其說時方收豆置數粒斗中而急蕩之宛轉上下如意稍緩遂躍出乃謂曰此則君之病矣人之榮衛調和則氣血流通君腦中受寒故血行濇濇則不得歸經故溢出耳非熱疾也竟服胡椒而愈所著傷寒要約傷寒要格皆昔人所不及也

傅璪

嘉定縣志傅璪字汝文世業毉璪幼時祖父授以方書多不省覛然覛病決生死無不驗者鄉

人黃氏家疫延璪且至聞有鬼相與語曰傳某來奈何一曰我覆其藥耳已而藥輒覆黃即語璪璪親持與飲遂起太學沈生之室死而未收璪視以爲尸厥耳不死也急治湯液灌之應手而甦陸詹事夫人病蠱甚篤投以七劑得前後溲即愈常與里中鄉進士沈積同舟臥夜診其足脈謂積父曰郎君殆有疾徵不宜令與計偕父不爲意卒中道死其神異若有所授者然其處方製劑不以語人人莫測所自也嘗授醫學訓科稱爲頤善先生

唐杲

嘉定縣志唐杲字德明未冠已名聞四方陳進士父病熱而狂踰垣越屋壯夫不能遏杲令貯水浴器中令有力者捉而投之方沒臍不復跳躍因遍沃其身遂倦憊歸臥汗出而解太倉武指揮妻起立如常臥則氣絕欲死杲言是爲懸飲飲在喉間坐則墜故無害臥則壅塞諸竅不得出入故欲死也投以十棗湯而平從孫欽訓授其業

史仕

祥符縣志史仕字君顯周府良醫正九世祖全業幼科居洛中永樂初任周府良醫因徙汴自全至仕凡十代皆以醫顯名仕精於素問難經諸書治病能察虛實依病製方無弗取驗德清蔡中丞撫河南時子方二歲病痺發熱諸醫皆用芩連熱愈甚或薦仕往仕診脈法應補蔡初難之仕力主其方陰用附子佐參芪一服即安寢思食熱減大半又數服而愈蔡神其術攜至京捐貲爲授國府良醫正其他療病全活者不具能悉壽至八十七乃終

邱珏

邵武府志邱珏字廷美原習儒業穎悟絕倫而未用於世旋業醫精派理以濟人利物爲分內事郡守吳南岳遘疾羣醫罔效召珏珏診曰是易療耳乃進藥公服畢私語其僕曰漏下二鼓公渴宜備湯三鼓公飢宜備粥矣如期索之俱如意也曰爾何慧若是僕曰邱醫所諭耳矣駭然以爲秦越人隔垣之見瘢瘕不啻也進與語談吐皆儒生乃悅曰非儒也醫何能良遂顏其廬曰儒醫云郡有人中頭風口已噤將就木矣珏適至視之曰是可治治之以鍼不踰刻吐痰數升而愈凡若此類更僕未易數也姪名希彭字商臣傳其術醫多奇中人稱其青出於藍云

奚鳳鳴

松江府志奚鳳鳴上海人少業瘍醫尤善治癰疽能察人氣色預卜病日川沙帥蔣其仁先嘗患背疽至是復發使鳳鳴視之曰此昔年蘊毒故飢理壘臟也治之月餘而瘳膚加澤焉一日其仁弟在坐鳳鳴謂曰君不出三月疽發背矣及期果然鳳鳴常言癰疽中潰積腐四周非吮之不得盡故治病必募人以苦酒噀口而吮之其貧者鳳鳴即親爲吮癰其治他瘍亦多精思有張姓者左足拇指壅三年不能行鳳鳴以刀破其患處抉出一蜂遽起徐步其神異類此

王思中

吳江縣志王思中字建甫少攻醫精於切脉洞見病源恆出新意製方投之輒效海鹽彭氏巨室也其媳方婚而病煩懣欲絕諸醫莫知所爲思中診視令盡去帷幔窗櫺幷房中什器密求

蟹臍灸胣研入藥中服之頓痊詢其故曰此乃中漆氣毒耳邑周氏患發熱咳嗽以陰虛內傷治之愈劇經月不得眠思中診之曰此謂懸飲乃欝氣所致氣不升降則湯液停積漸成飲囊法當開欝行氣以消之每劑用荷葉蔕七枚一服而鼾睡數日平復醫院某行部至常州病膈證不起諸太醫畢集皆技窮思中至曰此是關而非膈可治也乃以半夏麴二兩爲君製劑與服不半月動履如常又有人患瘡疹陰囊腫脹如升不能跬步思中曰此瘡蠱也就外利劑中加麥稈四十九莖遂消其奇驗皆此類一時推爲和緩三吳冠蓋叩其門者無虛日諸名公多作醫效記贈之萬曆中授南京太醫院吏目天啓中卒年七十三

程公禮 程邦賢 蔣氏 程相 方氏

幼幼全書程公禮字耆祥休寧豐溪某人幼有至性事父雲端母吳孝謹晨昏不離長娶吳氏相敬如賓恤貧無以濟人乃夙夜研究方書遂傳通素難百家言所經診治諸驗詳醫學傳著有醫家正統行仁樞要保赤方略藏於家子邦賢字君敬少業儒克稟庭訓不苟訾笑與人言必慷慨語曰爲臣必忠爲子必孝甲申乙酉間遭父公禮喪哀毀踰禮幾於滅性會聞京息投繯赴溺者再妻蔣氏救免日夜哭泣不絕聲七日勺飲不入口項下頓發大瘿自是甘廢棄變服爲道士專心內典課三子業父所遺方書皆於幼科獨神有溪南吳翁子七歲病危時季冬邦賢診之承命掘坑埋兒僅露頭面以涼水遍身澆灌其家素知其奇從之兒頓甦其他神效多類此撰有醫集大成未竣而卒人因其項有大瘿皆稱爲程大瘿先生蔣歙邑篁墩女也

深得壺中秘妙一日邦賢他出有村嫗抱初生七日兒至糞門無孔腹脹垂絕將詢其出胎能飲知非臟腑有隔特穀道未分耳暗袖刃酌分毫剌之胎矢隨出以用綿撚蘸蜜令時通潤以防復閉兒得無恙次子相字子位天性孝友事父母先意承志待昆弟推產讓財醫術之精診驗不可勝舉其詳具載家乘爲人倜儻好義稍有贏餘即儲倉穀以備族里緩急他如修橋路施棺笠放生埋死一切濟人利物事每傾囊不惜有族僕棄及胡姓僕俞糞金跳梁相以公憤前後力陳於郡守朱兩奴卒服其辜慨鄉俗不古設立條教勤勤懇懇一時鄉子弟咸知禮義年五十九卒里人赴弔者多行哭失聲相妻方氏明識人也亦精幼科相既讓財產於昆弟子居城南方乃內操井臼外診嬰兒求治者日盈坐計所全活歲不下千人遂致道路嘖嘖有女先生勝男先生之稱門以內事無大小皆方獨任以故相四十餘年毫無內顧得華展其生平見義必爲之素志性尤貞淑視妾子與姪一如已子衣服飲食無纖芥私每朔望戒諸子曰汝嘗父憾命蹇寡兄弟而分處汝等多人若少懷貳非父志也子十八孫二十餘咸奉命唯謹今有克家者

唐守元

平湖縣志唐守元號吾春璜溪人贅於陸因傳其業一夫人偶食羊聞呼未及吞而噫逾月病發淹及兩年守元曰此必胸有宿物家人曰兩年不食矣曰試以我藥投之既而大吐痰塊中裹羊肉一臠遂愈又祝氏兒患瘡遍身血迸無罅守元搗藥塗其身摻藥鋪裀褥上捲起倒豎

牀前合家駭啼叱曰若輩勿啼此名蛇殼痘氣必用逆乃得脫已而皮膚解裂如蛇脫然遂愈新帶顧氏男痘後目瞽守元曰惜我見之晚當先開一目三年俱復明果驗醫鑑醫林繩墨後金鏡錄皆其手輯

姚應鳳

錢塘縣志姚應鳳字繼元錢塘籍少孤隨姑適姚遂氏姚以瘍醫知名能隔垣見肺腑其法不盡本方書類有異授割皮刮骨一見洞然知表裡疲癃委頓呼號欲絕旁觀股慄者應鳳入視病即已人皆以爲神　按杭州府志姚應鳳仁和人年十三入山採藥遇老嫗指青精子謂之曰此可食也服之精神倍焉未幾詣齊雲山有老人臥大雪中氣蓬蓬如蒸釜狀應鳳再拜求教老人曰若有緣當授爾丹藥之祕應鳳由是術大進以瘍醫顯崇禎時撫軍喻思恂駐溫州拒海賊劉香毒發背間劇甚召應鳳至封腐肉二大器傅以丹藥越二日癰平開轅門坐受香降撫軍深德之嚴州施盛宇頭痛不可忍應鳳乃割額探首骨出瘀血數升頓除鄭孝廉尙友痛流注應鳳視之曰氣從下洩乃取藥作糜周身封以敗楮隙肩井穴治之遂愈某叟患脹滿諸醫多云膈證應鳳曰此肺癰耳取一大盂水向病者頂上傾之病者陡驚急舉刀直刺心瀉膿出數碗而愈人問之應鳳曰人心下垂水潑而驚驚則心系提我刀可入也沈氏嗽不休應鳳曰肺須至第二葉然倘可生先投洗肺湯已令食豬肺數十片遂愈嘗有人患發背視之曰可無恙矣旁有人左脣有紅痣其人無他病苦謂之曰此齒蠹也三年必死其人怒不應三年

齒濵詣求救謝曰君天譴也不能過期矣有人身患痛左臂似有係之者應鳳曰君食肉中鼠毒左臂生鼠懸刀擬之有鼠墜地而逸乂一人項生瘡求應鳳治應鳳曰是天斫頭瘡也三年頭當自落而斃竟如其言一人年六十許遍體發小疥如粟應鳳曰是名浄海瘡甲子將周海上神仙考核實生此瘡不治則生治則死其人未之信也治瘡瘡愈而死應鳳療毒奇中多類此一日忽端坐召子孫環列謂曰我後當冉來言畢趺跏而逝鼻柱下墜二尺餘時年七十有七官太醫院院判崇祀鄉賢

任二琦

浙江通志任二琦字瑞庵宋韓忠獻公之裔也扈高宗蹕來杭州先世受兒醫於任氏遂爲任姓至二琦業益精兒科世號啞科而二琦臆度之巧發中微觀其啼呼即知其痛苦之何在投劑輒效名遂大振或憐求藥者貧則却其金錢予兒藥常有富家請二琦視病一人傍徨立其側二琦察之問所欲曰其家在鄰近兒患痘欲邀公一視以不能具酬故不敢啟齒耳二琦即往視兒痘甚險視畢與藥加養不吝後過其門仍入視兒兒差乃已以故人飲食必祝至繪像於家拜之二琦早失母事後母謹婚嫁弟妹皆如父母意所欲行城中火兩近其廬俱返風撲滅比鄰賴之咸以爲孝友及濟施之報也長子允謙字谷庵爲諸生有名次子懋謙字汝和貢生皆善醫亦承父志篤於行誼云

許夢熊

儀真縣志許夢熊號環山其先金陵人祖父官太醫院熊徙居於真以方脈著名而診視之法與人逈異嘗曰藥有味有性調味辨性須按治五行而相證投之一日有病者患火診諸醫誤飲以涼藥狂躁異常熊過診之曰當急以參附薑桂投服或曰狂躁若此再用熱劑噴血奈何熊曰不難藥用井水浸冷服之當立效如法治之一服躁稍定再服而病者帖然臥矣未數日病果愈於是有詰之者曰子何見及此熊曰此證陰虛陽浮寒涼激之故發狂我以暖補使其水生而火方上炎水火既濟心神自寧其用藥入神大類如此其醫業傳姪嘉慶號春環

張遂辰

仁和縣志張遂辰字卿子少羸弱醫不獲治乃自檢方書上自岐鵲下至近代劉張朱李諸大家皆務窮其旨病遂已世延之治輒愈塘棲婦人傷寒十日熱不得汗或以錦黃下之主人懼延遂辰脈之曰脈强舌黑而有光投錦黃爲宜此人舌黑而潤不渴此附子證也不汗者氣弱耳非參芪助之不可一劑而汗月塘沈文學咯血遂辰處一方退謂其友曰當小愈丹發則不可治矣易他醫果愈閱數月死友駭之請其故曰一日咯血遂臥牀蓐此不獨心肺傷五臟皆損矣得稍延者年壯參力勝也其弟子張開之沈亮辰最著遂辰善詩古文詩有湖上白下集學者多稱道之

劉邦永

廣東通志劉邦永從化水東人宋翰林檻直劉裒然之後生有異質少孤貧樵於山中遇異人

呼與俱去授以岐黃之術及上池刀圭之法久之盡其秘歸遂以醫行世一時號稱國手視病多望形察色或以一指按脈即知吉凶可治者輒喜用藥不問資財不治者不與藥泣問之則以指數示曰某日去矣無不如言其用藥不拘古方率以己意變通人多莫測尤精太素脈以斷修短無不中者人皆以爲神迎治殆無虛日嘗爲一陳嫗治病嫗請其數永以竹爲籌封置岳中與之曰歲取一籌盡之年某月某日是其數也已而果然又爲當道某愈危疾謝以百金辭不受因問之永曰予未有子見公侍女意欲得之公笑曰君何不早言即與二婢後邑令王嘉猷得痰證永診視脈色危之欲就醫於廣永勸弗行令怒囚之曰返時治汝罪既而卒於舟中乃遺命釋永永哭曰我固憂其不返也永雖以術名然爲人狂脫恒垢衣敝履笑謔自喜或側帽蓬首袒裼捫蝨見尊貴人弗恤尤好談仙家上昇事人以爲顛廢因自號廢翁卒著藥方甚富人得其方者輒取效今所傳惠濟方四卷

祝堯民

虞初新志祝巢夫字堯民洛陽諸生也少以文名崇禎甲申遂棄制藝爲醫自號薜衣道人得仙傳瘍醫凡諸惡瘡傳其藥少許即愈人或有斷脛折臂者請治之無不完若剖腹洗腸破腦濯髓則如華陀之神里有破賊斷頭者頭已殊其子知其神謂家人曰祝巢夫仙人也速爲我請來家人曰郎君何妄也頸不連項矣彼即有返魂丹烏能合既離之形骸哉其子固强之而後行既至堯民撫其胷曰頭雖斷身尚有暖氣暖氣者生氣也有生氣則尚可以治急以銀針

紉其頭於項既合塗以末藥一刀圭熨以炭火少頃煎入參湯雜他藥啓其齒灌之須臾則鼻微有息矣復以熱酒灌之逾一晝夜則出聲矣又一晝夜則呼其子而語矣乃進以糜粥又一晝夜則可舉手足矣七日而創合半月如故舉家拜謝願以產之半酬之堯氏不受後入終南山修道不知所終無子其術不傳

繆希雍

金壇縣志繆希雍字仲淳由常熟遷居金壇與東林諸先達相友善工岐黃術有殊解一折衷於理推本神農圖經辨其性味之所以然屢有奇驗著廣筆記本草單方江陰司訓莊繼光刻之以行卒時翰林學士錢謙益經紀其家

趙獻可 子貞觀

鄞縣志趙獻可字養葵自號醫巫閭子好學淹貫尤善於易而精於醫其醫以養火爲主嘗論命門乃人身之君養身者既不知撙節致戕此火以至於病治病者復不知培養此火反用寒涼以賊之安望其生著醫貫一書論議甚精俱前人未發爲醫家指南盛行於世後遊秦晉著述甚多有內經抄素問註及經絡考正脈論二本一例諸書子貞觀字如葵亦精於醫敦厚有古風治病不論貴賤未嘗計利嘗治人病夜半自往叩門候其脈證以用藥其篤厚如此亦有絳雪丹書痘疹論行世

王肯堂

明外史吳傑傳士大夫以醫名者有王肯堂字宇泰金壇人萬歷中舉進士選庶吉士授檢討以京察貶官終福建叅政肯堂博極羣書兼通醫學所著證治準繩爲醫家所宗

張介賓

會稽縣志張介賓號景岳性端靜易事難悅年十三隨父至京學醫於金英盡得其傳暇即研窮書史醫法東垣立齋喜用熟地黃人呼爲張熟地越人柔脆而幼即戕削熟地專補腎後輒效病未極人多不敢邀危甚乃始求救已無及矣然亦有死中得活者著有類經一書爲龔寅陽歎賞卒年七十八醫術中杰士也

馬蒔

浙江通志馬蒔字元臺會稽人註靈樞素問爲醫家之津梁

張璐

吳縣志張璐字路玉吳之明醫也能審虛實決死生有所著傷寒大成診宗三昧醫通衍義諸書梓行於世

清

傅山

山西通志傅山字青主山西陽曲縣人少爲明末諸生博學尚氣節入清代即奉母隱居肅然物外嗜酒喜花草工書畫尤精醫學其治疾時通以儒義不拘學派應手而效名重一時康熙

中以博學鴻詞召入都尋以老病放歸未幾卒醫書有男科女科產後編子眉醫術亦良

張志聰

浙江通志張志聰字隱庵清錢塘縣人與高世栻相友善康熙間同時學醫因不合時宜遂閉戶著書作傳道計有素問集註傷寒論注本草崇原侶山堂類辨等書均為醫界所重

喻昌

江西通志喻昌字嘉言明清間新建人也博極羣書精力過人初治舉子業崇禎間以選貢入都無所就未幾而遭國變遂隱於禪學又由禪而攻醫往來南昌靖安間後又移寓江蘇之常熟所至皆以善醫名精心妙術冠絕一時著有醫門法律尚論篇寓意草行世

柯琴

慈谿縣志柯琴字韻伯邑人也閉戶讀書不求聞達研究醫術尤精傷寒之學病古今聚訟者多無所折衷遂著傷寒來蘇集傷寒論注論翼及內經合璧羅東逸集古方名醫方論採取琴之學說甚多

葉桂

吳縣志葉桂字天士號香巖邑人也祖紫帆通醫理父陽生益精其術桂少受家學年十四父歿從父門人朱某學聞人善治某證即往師之自十二至十八九凡更十七師性復穎悟故治淹有衆長名著朝野年八十乃卒生平未嘗著述臨症指南一書乃後人所輯蘇浙人治病多

宗之餘書刊桂名者多僞託也

徐大椿

江蘇志徐大椿字靈胎吳縣人也生有異稟長身廣顙聰強過人於百家諸子星經地志音律武技無不研究醫術尤精視疾能洞徹病原故用藥有神施鬼設之妙事親孝親歿後隱於洄溪自號洄溪老人矮屋三椽得山林泉石之勝採藥工醫名望益隆高宗召見卒於都中年七十九著有道德經注釋陰符經注釋樂府傳聲洄溪道情神農本草經百種錄難經經釋醫學源流論蘭臺軌範醫貫砭慎疾芻言洄溪醫案等書又有批評葉氏醫案及外科正宗各書

陳念祖

長樂縣志陳念祖字修園邑人也少孤家徒四壁篤志力學尤精於醫後舉於鄉服官畿輔所至以醫術利民著述甚多有南雅堂醫書凡十六種

王士雄

海鹽縣志王士雄字孟英號潛齋邑人也遷居於杭曾祖學權祖國祥父升三世均善醫士雄少孤貧矢志向學操術尤精不慕榮利時當洪楊之亂往來蘇浙間避難所至以醫名著述甚多半毀於兵燹今所存者有潛齋叢書潛齋醫書五種及四科簡效方等書